DISCARD

ALIMENTA TU CEREBRO

BRAINFOOD

el cerebro en forma

Ingrid Kiefer y Udo Zifko

ALIMENTA TU CEREBRO

BRAINFOOD

el cerebro en forma

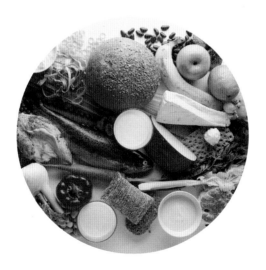

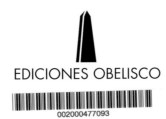

EDICIONES OBELISCO

Si este libro le ha interesado y desea que le mantengamos informado de nuestras publicaciones,
escríbanos indicándonos qué temas son de su interés (Astrología, Autoayuda, Ciencias Ocultas, Artes
Marciales, Naturismo, Espiritualidad, Tradición...) y gustosamente le complaceremos.

Puede consultar nuestro catálogo en www.edicionesobelisco.com

Los editores no han comprobado la eficacia ni el resultado de las recetas, productos, fórmulas
técnicas, ejercicios o similares contenidos en este libro. No asumen, por lo tanto, responsabilidad
alguna en cuanto a su utilización ni realizan asesoramiento al respecto.

Colección Salud y Vida Natural
ALIMENTA TU CEREBRO
Ingrid Kiefer y Udo Zifko

1.ª edición: abril de 2011

Título original:
Brainfood, Fit im Kopf durch richtige Ernährung

Traducción: *Rita Argilaga*
Maquetación: *Natàlia Campillo*
Corrección: *M.ª Ángeles Olivera*
Diseño de cubierta: *Enrique Iborra*

© 2005, Kneipp-Verlag GmbH und CoKG, Wien.
(Reservados todos los derechos)

Fuente de las ilustraciones: Bluerlecithin: 61, Creativ Collection: 32, 75 *sup. izq.*, 80 *der.*;
Digital Vision: 5, 25, 50, 58 *sup. der.*; Foto Bárci, Viena: 8, 44, 51, 53, 63, 67, 75 *centro izq.*, 80 *izq.*,
81, 82 *izq.*, 83, 84, 85, 86, 89, 91, 103, 107, 113, 117, 123, 127, 129, 133, 135, 139, 141, 145;
Foto Eisl: 42; Image Source: 23, 33, 40, 60; Editorial Kneipp, Liebenberger: 29, 74, 75 *sup. der.*;
Lambraki: 28; MEV: 34, 56, 59 *izq.*, 68, 72, 75 *inf. izq.*, 82 *der.*; Photo Alto, Pierre Bourrier: 54 *der.*, 79;
Photo Alto, Isabelle Rozenbam: 41, 62; Photo Alto, Eric Audras: 70; Photo Alto, Jean-Blaise Hall: 31, 55;
Puchner, Mistelbach: 21; Salinen Austria AG: 59 *der.*; Stockbyte: 18; www.flash-light-de: 10, 13, 17.

© 2011, Ediciones Obelisco, S. L.
(Reservados los derechos para la presente edición)

Edita: Ediciones Obelisco, S. L.
Pere IV, 78 (Edif. Pedro IV) 3.ª planta, 5.ª puerta
08005 Barcelona - España
Tel. 93 309 85 25 - Fax 93 309 85 23
E-mail: info@edicionesobelisco.com

Paracas, 59 C1275AFA Buenos Aires - Argentina
Tel. (541-14) 305 06 33 - Fax: (541-14) 304 78 20

ISBN: 978-84-9777-730-8

Prólogo

El azar determina en gran medida nuestra vida. A pesar de ello, podemos influir activamente en muchos más aspectos de lo que la mayoría de las personas piensan. La salud es uno de ellos.

Para gestionar bien este grado de libertad del que disponemos, precisamos conocimientos, capacidad para planificar nuestra vida a largo plazo y cierto grado de disciplina y/o perseverancia. Nuestra salud depende de cómo vivimos nuestra vida. No vamos a negar que se puede ver seriamente afectada por sucesos imprevisibles (enfermedades, accidentes), que se escapan de nuestro control y que pueden dejar secuelas más o menos graves.

Pero es mucho más frecuente que nuestro cuerpo se deteriore a consecuencia de años y años de no recibir los cuidados adecuados; en parte debido a ignorancia, falta de disciplina, desinterés, rutinas y estilos de vida poco saludables... Un hecho muy curioso es que las personas que sí se preocupan por su salud, lo hacen sin tener en cuenta al cerebro. Es decir, se preocupan por determinados órganos como, por ejemplo, el estómago, sobre todo después de una comida copiosa y poco sana; por el hígado, tras ingerir cantidades de alcohol excesivas; por el corazón, después de vivir situaciones de estrés prolongadas o por sus pulmones, después de haberse fumado como mínimo el quinto cigarrillo del día o de pasar horas en un bar lleno de humo.

¡Casi nadie piensa en el cerebro, el órgano, con diferencia, más importante de todos! Incluso los centros de *wellness* ofrecen programas destinados al cuidado del cuerpo y del equilibrio psicológico. Pero aquello que regula todos los procesos físicos, mentales, psicológicos del organismo –nuestro cerebro– apenas recibe atención.

Este libro pretende aportar un conocimiento básico acerca del extraordinario y magnífico funcionamiento del cerebro, ya que no existe nada comparable al cerebro humano. Pero también es nuestro objetivo mostrar hasta qué punto el funcionamiento del cerebro depende de los cuidados que le prodiga su propietario.

Queremos concienciar a todo el mundo de que enfermedades que dejan secuelas graves a nivel del organismo, como, por ejemplo, el ictus,[1] son en parte, causadas por un estilo de vida poco saludable y en especial por una alimentación inadecuada. Al tomar conciencia de los errores que cometemos, tenemos la oportunidad de recapacitar y corregir los hábitos alimentarios. Así podremos conservar la salud del órgano más valioso que poseemos.

Una alimentación sana nos mantiene en buena forma física y mental, aporta bienestar a todos los niveles y aumenta nuestro rendimiento intelectual. El objetivo final es disfrutar de una buena calidad de vida durante muchos años. Y todo ello de forma sencilla, barata y duradera.

---

1. Ictus o accidente cerebrovascular: (se explica más adelante en el texto) es un episodio repentino causado por una interrupción brusca del flujo sanguíneo que afecta gravemente a las funciones cerebrales. Los síntomas y las secuelas varían según el área y la extensión cerebral afectada. El ictus hemorrágico recibe comúnmente el nombre de derrame cerebral. Ictus isquémico e infarto cerebral son sinónimos. (*N. de la T.*)

Este libro es el resultado de numerosas conversaciones, discusiones, trabajos de investigación y de la colaboración de dos médicos, una especialista en nutrición y dietética y un especialista en neurología.

La parte teórica acerca del funcionamiento del cerebro se complementa con información y consejos prácticos en cuanto a una alimentación neurosaludable y unos estilos de vida sanos y sobre todo con recetas culinarias, deliciosas y de fácil elaboración, creadas por un chef de la gastronomía austríaca. La finalidad es facilitar la rápida puesta en práctica de los conocimientos teóricos adquiridos.

Para finalizar, les deseamos que disfruten con la lectura de este libro y la elaboración y degustación de la «alimentación neurosaludable».

Doctora Ingrid Kiefer
Doctor Udo Zifko

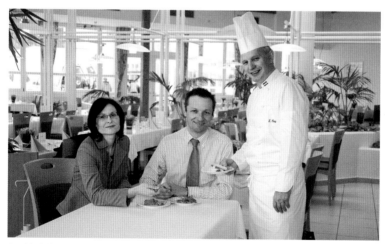

Ingrid Kiefer, Udo Zifko, Franz Eory.

Introducción

El cerebro es, sin duda alguna, el órgano más fascinante del ser humano. Su compleja estructura supera con mucho al mejor sistema de inteligencia artificial.

La capacidad de almacenamiento de su disco duro es de tal magnitud que resulta totalmente imposible agotarla a lo largo de toda una vida. La fascinante complejidad de su estructura y su anatomía permiten interminables posibilidades, tantas que entre los 6 miles de millones de personas que habitamos este planeta ¡no hay dos cerebros que se parezcan! Éste es el increíble regalo con el que nacemos; el provecho que sacamos de él depende, en parte, de nuestros padres durante la infancia, pero finalmente somos nosotros mismos los únicos responsables del rendimiento que sacamos de semejante potencial.

Una creencia errónea muy difundida es que el cerebro, el órgano por excelencia, del cual depende todo nuestro organismo, funciona por si solo y no tenemos ni que pensar en él.

El rendimiento físico e intelectual dependen principalmente del buen funcionamiento del metabolismo cerebral y éste, a su vez, de un aporte adecuado de fluidos y nutrientes. La alimentación no sólo influye en el funcionamiento del cerebro de forma inmediata, sino también a medio y, largo plazo. Seguir una y otra vez dietas de adelgazamiento perjudiciales y comer de forma habitual alimentos de escaso valor nutritivo acaban dañando numerosas funciones cerebrales de forma continua y definitiva. Especialmente dañina es una dieta deficitaria en electrolitos y vitaminas, que acabará siendo la causa de enfermedades cerebrales.

Pero también el exceso en la ingesta, por ejemplo, de ácidos grasos saturados e hidratos de carbono simples causa daños cerebrales irreversibles, en este caso porque favorece la ateroesclerosis. Nuestra experiencia, y en especial las conversaciones mantenidas con nuestros pacientes, nos han enseñado que el principal causante de patología cerebral es el desconocimiento de la relación entre alimentación y funcionamiento del cerebro y de las repercusiones en la salud de los hábitos alimentarios perjudiciales.

Por ello, la primera parte del libro está dedicada a aportar información teórica acerca del funcionamiento del cerebro, y, a continuación, facilitamos algunos datos básicos referente a enfermedades causadas o favorecidas por una alimentación perjudicial.

Todos queremos disfrutar en nuestro tiempo libre y rendir en el trabajo. Para ello es imprescindible que el metabolismo cerebral funcione bien, por lo que debemos alimentar correctamente a nuestro cerebro. En los capítulos con un enfoque más práctico, describimos cuáles son los nutrientes que precisa nuestro cerebro, en qué concentración, a qué hora, con qué frecuencia, etcétera.

Y, finalmente, les ofrecemos las creaciones de Franz Eory. El chef de cocina de la Clínica Pirawarth (Centro de Rehabilitación Neurológica, Bad Pirawarth, Austria) ha creado deliciosas recetas neurosaludables de fácil elaboración y deliciosas, según nuestras directrices y recomendaciones dietéticas.

¡Les animamos a que las prueben!

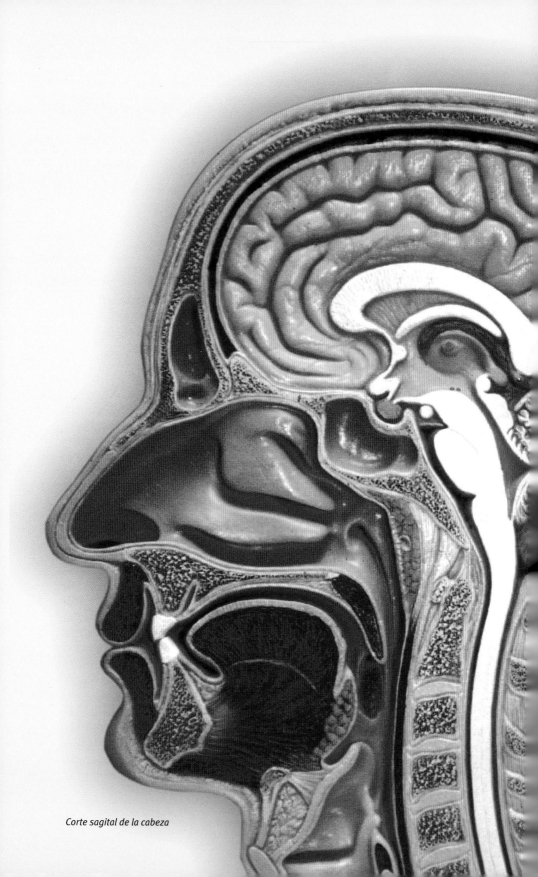

Corte sagital de la cabeza

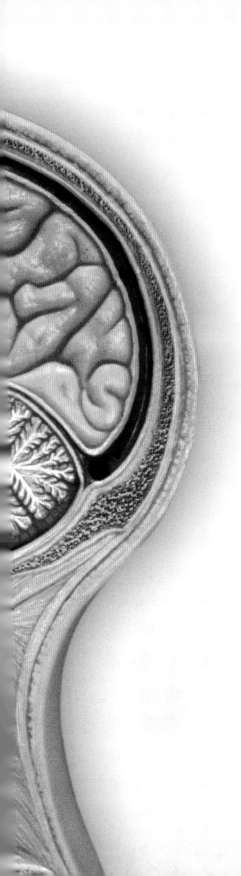

El funcionamiento del cerebro

El rendimiento mental y físico de nuestro organismo depende del buen funcionamiento del cerebro.

Cada uno de nuestros órganos, sin ni una sola excepción, recibe órdenes del cerebro, que es quien regula todas las funciones del organismo. Esta regulación se ejecuta mediante impulsos («órdenes») que parten de diferentes centros o áreas del cerebro. A menudo, el impulso emitido es transmitido a otro centro del cerebro, que actúa a su vez como centro regulador. Así pues, el cerebro tiene una jerarquía de centros reguladores interconectados entre sí.

Cada uno de los órganos de nuestro cuerpo depende del cerebro.

La transmisión de los impulsos puede realizarse de forma voluntaria (por ejemplo, el hecho de respirar profundamente) o de forma automática (la respiración nocturna, por ejemplo). Todas las informaciones, órdenes e influencias que se emiten en forma de impulsos se distribuyen y transmiten mediante circuitos que pasan por diferentes centros reguladores y, finalmente, por el tronco cerebral, que, a su vez, también ejerce una función reguladora. De allí pasan a la médula espinal, a través de la cual se propagan al sistema nervioso periférico y son transmitidos hasta el órgano o lugar del cuerpo donde finalmente se lleva a cabo la orden emitida. Estos complicados circuitos no sólo precisan células neuronales (neuronas) sanas y vías nerviosas intactas, sino también sustancias químicas que permitan la propagación del impulso en la sinapsis.

El cerebro necesita una buena irrigación sanguínea y, por tanto, vasos sanguíneos sanos y cantidades adecuadas de determinados nutrientes que le llegan por vía sanguínea procedentes de la ingesta alimentaria.

En este libro vamos a hacer referencia una y otra vez a estos dos factores clave: la circulación sanguínea y los constituyentes de la sangre, es decir, los nutrientes. Éstos no sólo son imprescindibles para el buen funcionamiento del cerebro en un momento dado, sino que además mantienen un rendimiento intelectual óptimo a largo plazo.

Antes de profundizar en ello comentaremos unos cuantos aspectos de nuestro cerebro.

El peso del cerebro representa tan sólo el 2% del peso corporal total, pero consume el 20% de la energía generada por los procesos metabólicos. Esto significa que la quinta parte del rendimiento metabólico es utilizada por la 1/50 parte de nuestro organismo. Este 2% de nuestro peso corporal, nuestro cerebro, contiene varios miles de millones de neuronas. Un dato impactante es que la cantidad de neuronas que posee nuestro cuerpo es superior a la de las estrellas de la Vía Láctea.

Pero aún más relevante que la cantidad de neuronas de nuestro cerebro es el hecho de que cada neurona está en contacto con otras neuronas. De hecho, cada una de ellas puede estar en contacto directo con nada menos que un total de 10.000 neuronas, recibir impulsos de estas 10.000 neuronas, elaborar la información recibida y transmitirla de forma selectiva a otras neuronas con las que está en contacto. Esta red que capta información en milésimas de segundo y responde con la misma rapidez, tanto de forma involuntaria, en el sentido de una respuesta refleja automatizada (por ejemplo, ante una situación de peligro: apartarse al oír un ruido inusual y estridente) como de forma voluntaria y con un objetivo muy claro (por ejemplo, también ante una situación de peligro: frenar, girar el volante y cambiar de marcha con una rapidez extrema), precisa, sin lugar a dudas, abundantes sustancias intactas que ejercen la función de transmisores químicos (neurotransmisores).

Cada neurona, como toda célula, tiene su núcleo, pero estructuralmente está compuesta por una ramificación central que recibe el nombre de *axón* y de varias ramificaciones laterales denominadas *dendritas*. Dentro de la neurona, la información se propaga en forma de potencial eléctrico. Cuando el potencial eléctrico ha alcanzado determinado umbral, la información se transmite a la siguiente neurona. Estos impulsos sólo son percibidos de forma consciente por el individuo cuando se cumplen diversos requisitos.

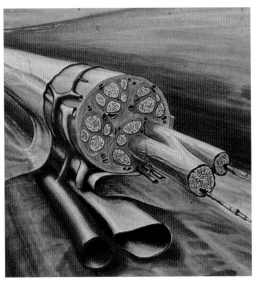

Representación esquemática de un nervio.

Por regla general no hay percepción consciente del estímulo y es el cerebro el que «decide por si solo» y activa sistemas metabólicos y de f*eedback* (retroalimentación). Supongamos que pasamos de un ambiente con una temperatura elevada a otro donde hace frío; en este caso se produce una serie de cambios en nuestro cuerpo: se reduce el diámetro de los vasos sanguíneos (vasoconstricción) y cambia la frecuencia cardíaca y la respiratoria. Con esto se consigue minimizar las pérdidas de calor del organismo. Este tipo de reacciones permite al cuerpo adaptarse a las más diversas situaciones que se producen a lo largo del día, optimizando sus funciones. Otro ejemplo sería la capacidad de concentrarse en la voz de una sola persona para poder conversar con ella en una estancia abarrotada de 25 a 30 personas hablando a la vez, o, en el mismo espacio, llamar la atención de una persona determinada en medio de todas las demás, estableciendo con ella contacto visual, etcétera. Todo ello sin «ser conscientes» de lo que está sucediendo en nuestro organismo.

Las neuronas son células altamente especializadas. El cerebro está compuesto por muchas áreas bien diferenciadas que cumplen con múltiples funciones diversas. Así, por ejemplo, disponemos de una zona especializada para la visión, la corteza visual, que está localizada en la parte occipital (posterior) del cerebro. Sin embargo, la mayoría de los objetos que a lo largo del día entran en el campo visual y son transmitidos a la corteza visual no son percibidos de forma consciente.

Imaginemos que conducimos un vehículo a 100 km/h. Tenemos la vista y toda nuestra atención puesta en una dirección determinada, pero aun así entra en nuestro campo visual gran multitud de imágenes, estáticas y dinámicas. Los impulsos generados por todos estos objetos son transmitidos al cerebro y la corteza visual decide qué objetos vamos a ver de forma consciente en función de la importancia que tienen para el objetivo primordial, que es conducir en una dirección determinada de forma segura. Todo lo que se considera distracción o inútil para nuestro objetivo, se descarta automáticamente y su transmisión neuronal queda interrumpida, de manera que no se crea una imagen consciente («visible» para nosotros) aunque de hecho sí lo hemos visto. Todas las neuronas del cerebro tienen funciones específicas y se agrupan según las mismas. De la misma forma que hay un área o centro para la visión, tenemos otro para el habla (el centro de Brocca), para determinados grupos musculares, para el tacto, el dolor, el olfato, el gusto y todas las demás funciones del cuerpo.

En la mayoría de los casos, los estímulos procedentes del exterior activan simultáneamente diferentes áreas cerebrales. El mero hecho de catar un vino activa la casi totalidad de las funciones cerebrales: observamos de forma consciente el aspecto del vino, reconocemos y definimos su color, aspiramos su aroma, utilizamos la función motora de las manos y las habilidades motoras finas de los dedos para tomar la copa delicadamente y llevarla certeramente hasta la boca. Se activa un gran número de músculos faciales al abrir la boca para tomar un sorbo de vino y una infinidad de receptores del gusto son estimulados al entrar el vino en contacto con la lengua y la cavidad bucal. Le sigue el acto medio automático, medio voluntario de tragarse el sorbo de vino, en el que se producen nuevamente sensaciones al entrar el vino en contacto con la mucosa. Posiblemente a nivel cerebral superior tenga lugar la comparación con otro u otros vinos parecidos o no, en cuanto a su gusto, aroma y sensaciones evocadas. Para ello se almacena la información del reciente sorbo de vino, se recupera información antigua referente a experiencias anteriores y se comparan. Para la descripción verbal del vino o el intercambio de impresiones con los otros comensales, etcétera, se precisa otras áreas y funciones cerebrales. Finalmente se producirá la liberación de hormonas responsables de la sensación de bienestar.

En cuanto al alcohol y las funciones cerebrales, lo que también podría ocurrir en el transcurso de esta hipotética noche es que se produjera un consumo excesivo e irresponsable. En este caso, a nivel cerebral, se iniciaría una liberación en cascada de mediadores químicos, neurotransmisores y hormonas perjudiciales para el organismo.

El aporte de oxígeno

Lo más importante para el correcto funcionamiento del cerebro es el aporte de oxígeno. El cerebro precisa aproximadamente 75 litros de oxígeno al día. Para ello es necesario que sea irrigado por 1.200 litros de sangre al día. Si durante dos, o como máximo, tres minutos falla el aporte de oxígeno, por ejemplo debido a un ictus, empieza el proceso de muerte neuronal. Una neurona que no ha recibido flujo sanguíneo durante 10 minutos ya no es recuperable y queda irremisiblemente dañada.

Un supuesto menos dramático es un aporte de oxígeno insuficiente debido a un riego sanguíneo ralentizado. Cuando el aporte de líquidos es insuficiente, se produce una falta de fluidez de la sangre, que afecta a la circulación sanguínea y repercute en el aporte de oxígeno.

La ateroesclerosis es, por supuesto, una de las principales causas de circulación sanguínea crónicamente deficitaria y de aporte de oxígeno insuficiente, lo que repercute negativamente en el rendimiento de las funciones cerebrales. Asimismo, puede producirse un fallo agudo de la circulación sanguínea cerebral debido a la presencia de ateroesclerosis.

Hormonas y neurotransmisores del cerebro

Un buen rendimiento cerebral necesita que la circulación sanguínea, el aporte de oxígeno y las neuronas funcionen correctamente, pero además precisa muchas sustancias, por ejemplo, numerosas hormonas y neurotransmisores específicos.

Neurotransmisores

Tanto las neuronas especializadas como las no especializadas se activan mediante mediadores químicos, los llamados *neurotransmisores*. Dado que existe gran variedad de los mismos, los neurotransmisores y sus receptores funcionan según el principio «llave-cerradura». Sólo un determinado neurotransmisor específico «encaja» en un solo receptor específico, de la misma manera que sólo determinada llave encaja en una sola cerradura. De esta forma se garantiza una neurotransmisión correcta, es decir, que el neurotransmisor transmita la información a una determinada neurona específica.

También la concentración de un determinado neurotransmisor es decisiva para que el núcleo de la neurona se active o no, según el principio de «todo o nada». Una concentración demasiado baja de un determinado neurotransmisor o incluso de varios puede ser la causa de múltiples alteraciones de las funciones cerebrales, así como de falta de concentración, pérdida de la memoria reciente, retardo en la capacidad de reacción, dificultades para el cálculo mental y otros problemas de esta índole. A pesar de la complicada combinación de transmisión eléctrica y química, el paso de un impulso de una neurona a otra es un proceso que afecta a la sinapsis durante un lapso de tiempo de tan sólo unas pocas milésimas de segundo, y la transmisión en los axones se efectúa a una velocidad aprox. de 240 km/h.

Más adelante profundizaremos en la importancia de estos neurotransmisores, así como en las posibilidades de optimizar su rendimiento.

La **acetilcolina** tiene una especial importancia para la memoria. El nivel de acetilcolina es a menudo bajo en las personas mayores y la causa de la merma de sus funciones mentales.

Disponer de niveles elevados de colina, uno de los precursores más importantes de la acetilcolina, facilita un aumento de la liberación de acetilcolina y ejerce un efecto positivo en las funciones cognitivas. La colina es uno de los principales componentes de la lecitina, una sustancia de origen vegetal.

Los resultados de estudios recientes son esperanzadores en cuanto a la posibilidad de mejorar la memoria mediante un aporte exógeno de lecitina con el fin de corregir el déficit de acetilcolina.

La **melatonina** regula el ritmo día-noche. Es un antioxidante que ejerce un efecto directo sobre el sistema inmune regulado por el sistema nervioso y hormonal. Se libera principalmente durante el sueño, la fase de recuperación del organismo. Es frecuente que se produzca un déficit de melatonina durante los meses de invierno, ya que para su síntesis se precisa luz.

La melatonina sintética se utiliza con frecuencia en el tratamiento farmacológico de la depresión invernal y del *jetlag*.

La serotonina es uno de los principales neurotransmisores y es responsable de la sensación de bienestar y del equilibrio emocional. Diferentes estudios realizados con deportistas de élite han mostrado que aquellos que obtienen grandes éxitos tienen niveles de serotonina más altos que los menos exitosos.

El árbol bajo el que Buda alcanzó la iluminación era una higuera Bo. Parece ser que los higos que produce este árbol son muy ricos en serotonina. No obstante, el aporte de serotonina exógeno con la alimentación en principio no tiene ningún efecto, ya que no pasa la barrera hematoencefálica.[2] En cambio, se puede incrementar su síntesis mediante el aporte de determinados precursores con la alimentación que sí que son capaces de atravesar esta barrera.

Resultan muy interesantes los hallazgos de investigadores orientales que afirman que el «tercer ojo» podría ser la glándula pineal, situada en el interior del cerebro, que almacena serotonina para la totalidad

del organismo y también produce melatonina, con lo que es sensible a la luz.

El principal componente de la serotonina es el aminoácido triptófano. Para su síntesis, la serotonina precisa, además, las vitaminas B_6 y B_{12}. Pequeñas cantidades de hidratos de carbono favorecen la síntesis de serotonina a partir del triptófano.

La **adrenalina** es la sustancia que prepara al cuerpo para afrontar situaciones de estrés y activa al cerebro y todo el organismo en situaciones en las que la demanda es muy elevada. Así, por ejemplo, estimula la memoria durante un examen u otras situaciones de estrés. Hay personas que en estas condiciones son capaces de acceder a información almacenada en el cerebro a la que no accederían en condiciones normales. Esto se debe a la acción de la adrenalina.

La adrenalina tiene la capacidad de poner en marcha diversos circuitos o sistemas *feedback* (de retroalimentación) de nuestro cerebro, sobre todo en situaciones de estrés. Ésta es la razón por la que recordamos periódicamente, y con todos los detalles, situaciones dramáticas como, por ejemplo, el momento en que recibimos una noticia trágica.

---

2. La barrera hematoencefálica (BHE) es una estructura que impide el paso de sustancias nocivas de la sangre al sistema nervioso; no obstante, también imposibilita el paso de compuestos que podrían resultarle beneficiosos, como es el caso de la serotonina. La BHE no es una capa pasiva de células, sino un complejo metabólico activo con múltiples sistemas de transporte, receptores para neurotransmisores, etcétera. (*N. de la T.*)

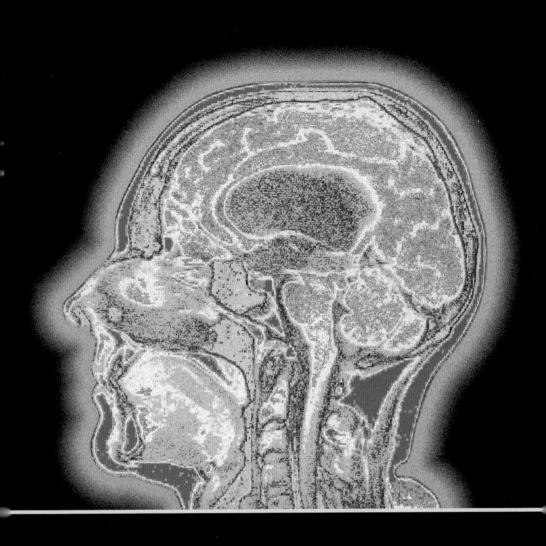

Imagen de resonancia magnética en la que se observan las diferentes áreas cerebrales

Factores de riesgo y patología cerebral

La causa de numerosas enfermedades –algunas incluso dejan graves secuelas– es un estilo de vida perjudicial para al cerebro, en especial, una alimentación inadecuada y pobre en nutrientes.

El azar o la genética son la causa de muchas de las enfermedades que afectan al cerebro y no se pueden evitar llevando una vida saludable ni con una dieta específica. Los traumatismos craneales, los tumores cerebrales, la esclerosis múltiple y la enfermedad de Parkinson son sólo algunos ejemplos.

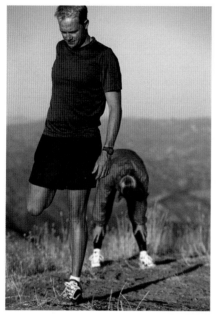

El ejercicio protege al cerebro

El ictus es la patología que afecta al cerebro con mayor frecuencia, y de todas las enfermedades que sufre el ser humano ocupa el tercer lugar. Aquí sí que nos encontramos ante una enfermedad en la que hay una relación muy estrecha con ciertos estilos de vida perjudiciales para la salud. Entre ellos destaca todo aquello que daña los vasos sanguíneos del cerebro. La calcificación de los vasos sanguíneos, la ateroesclerosis, puede causar un fallo agudo del aporte sanguíneo al cerebro debido a la obstrucción de un vaso; en este caso se trataría de un

ictus isquémico. El flujo sanguíneo cerebral también se puede ver comprometido debido a la rotura de un vaso, con la consiguiente hemorragia cerebral, en cuyo caso nos hallaríamos ante un ictus hemorrágico. Debido a la gravedad de la patología, vamos a describir más adelante y en detalle los factores de riesgo de la ateroesclerosis.

Otro grupo importante de enfermedades que afectan al cerebro son las demencias. En su mayoría no son susceptibles de prevención; no obstante, hay algunos tipos de demencias causadas por riego sanguíneo deficiente y, por tanto, consecuencia directa de la ateroesclerosis. Por esta razón, en este capítulo vamos a centrarnos sobre todo en el ictus y la demencia.

Ictus cerebral

El ictus cerebral ocupa el tercer lugar en las causas de mortalidad de los países desarrollados. En España, según un estudio publicado en el año 1996, la incidencia anual del primer ictus fue de 132 por 100.000 personas. Aproximadamente 8 de cada 1.000 personas viven con las secuelas de un ictus, por lo que es la principal causa de invalidez grave en la edad adulta. Se puede sufrir un ictus a cualquier edad, incluso en la adolescencia y durante la infancia. De modo que un 20 % de los ictus afecta a personas que aún están profesionalmente activas.

El ictus cerebral es una enfermedad que se produce de forma aguda y se origina en el sistema circulatorio cerebral. La sintomatología es muy variable y puede afectar a la totalidad del organismo o presentar un conjunto de síntomas y signos relacionados con una determinada región del cerebro que acostumbra a ser la zona donde se produjo la lesión vascular.

Principales factores de riesgo del ictus y posibilidad de disminuir el riesgo

Factor de riesgo	Posibilidad de cambio
Hipertensión arterial	elevada
Hipercolesterolemia	elevada
Diabetes	elevada
Consumo de alcohol	elevada
Estrés	elevada
Niveles de homocisteína	buena
Fibrinógeno en sangre	buena
Edad	ninguna
Predisposición genética	ninguna
Sexo	ninguna
Enfermedades cardíacas	depende de la patología

La causa puede ser una ruptura repentina de un vaso (hemorragia cerebral, ictus hemorrágico) o bien la oclusión súbita de un vaso debido a un trombo u otra causa que conlleva la falta de flujo sanguíneo y de aporte de oxígeno (ictus isquémico). En ambos casos se produce muerte neuronal con los síntomas correspondientes a la zona afectada.

Estos síntomas son muy variables y van a depender del tamaño de la zona del cerebro afectada, de las funciones que ejercen o ejercían las neuronas dañadas y de la presencia de patología previa en dicha zona. Los síntomas son básicamente alteraciones en las funciones cerebrales correspondientes al área o centro afectado. Así pues, se pueden producir alteraciones del habla, del lenguaje, de la deglución, de la atención, de la percepción, de la memoria, del campo visual, de la coordinación motora, de la visión (agudeza visual, visión de colores y contrastes), diplopia (visión doble), vértigo, alteraciones del equilibrio, así como las secuelas más conocidas, las alteraciones de las funciones motoras: las parálisis de extremidades y de los nervios faciales (hemiparesia).

Además de estos síntomas de aparición súbita, se suman otras alteraciones tardías que surgen en el transcurso de semanas e incluso meses después de haber sufrido el ictus, como, por ejemplo, movimientos espásticos, ataques epilépticos, estados dolorosos, cervicobraquialgias, disfunciones sexuales, depresiones reactivas, estreñimiento, retenciones urinarias, agotamiento diurno y muchas más.

La prevención del ictus es, pues, de primordial importancia. Dado que los factores de riesgo específicos que mostramos en la tabla, y que comentaremos más adelante, se asocian a un riesgo genéticamente elevado de sufrir un ictus, con lo que el riesgo se potencia, les pedimos muy encarecidamente la lectura atenta del siguiente capítulo y, sobre todo, la puesta en práctica de las recomendaciones para el día a día.

Demencia

La palabra «demencia» proviene del latín *dementia*, literalmente, «alejado de la mente». La demencia es la enfermedad psiquiátrica más frecuente de las personas mayores, aunque puede aparecer en personas de menos de 65 años.

El síndrome demencial se define por una pérdida de memoria y de otras funciones intelectuales y capacidades como el correcto discernimiento, el pensamiento abstracto, el pensamiento operativo, etcétera. El deterioro de las funciones cerebrales implica una muy importante pérdida de calidad de vida y, finalmente, de la propia autonomía. La incapacidad de gestionar la propia vida y la dependencia de terceros afecta también a la calidad de vida de las personas del entorno familiar.

La demencia implica una grave pérdida de calidad de vida.

La demencia está causada por una degeneración idiopática (de causa desconocida) de las neuronas y/o por un riego sanguíneo cerebral crónicamente insuficiente. Lógicamente, los factores de riesgo relacionados con un riego sanguíneo crónicamente insuficiente son los mismos que hemos descrito con anterioridad para el ictus. La diferencia radica en que el daño cerebral no aparece de forma aguda; en el caso de la demencia se desarrolla un proceso de oclusión de los vasos sanguíneos que dura años, lento y progresivo, con la consiguiente disminución crónica del flujo cerebral.

Debemos añadir que la demencia también puede estar causada por otras enfermedades susceptibles de tratamiento específico, como, por ejemplo, el hipotiroidismo, los estados carenciales de vitaminas (en especial de B_1 y B_6) y las depresiones seniles.

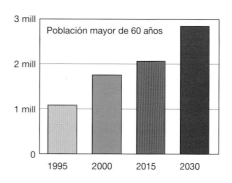

Esta gráfica muestra que en el año 2030 unos tres millones de austríacos serán mayores de 60 años.

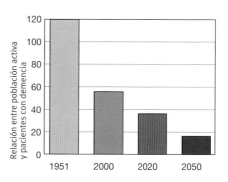

Esta gráfica muestra la proporción de población activa en relación a la población de pacientes con demencia.[3] En el año 1951 por cada 120 personas profesionalmente activas había una persona enferma con demencia, en el año 2000 las personas activas ya habían disminuido en 56 personas activas por cada caso de demencia. Se extrapola que en el año 2050 la proporción sería de tan sólo 17 personas activas por cada persona con demencia. Se muestra claramente cómo la proporción de población sana activa va disminuyendo paulatinamente. Cada caso de demencia es un drama personal pero también un problema económico para la sociedad.

3. Datos referidos a la población austríaca. (*N. de la T.*)

Migraña

La migraña es el tipo de cefalea (dolor de cabeza) más frecuente. Se da preferentemente en mujeres; lo padecen un 18 % de las mujeres (una de cada 5 mujeres) frente a un 6 % de los hombres. Como en tantas otras enfermedades, también aquí la alimentación juega un papel importante como factor desencadenante. El cerebro, con su enorme riqueza en circuitos neuronales, terminaciones nerviosas y receptores, es especialmente sensible frente a variaciones en la concentración de elementos constituyentes de la sangre. La ingesta de determinados alimentos puede desencadenar rápidamente un ataque de migraña u otro tipo de cefalea.

Hay que evitar los alimentos ricos en histamina.

Todos conocemos un tipo de cefalea denominado resaca, el característico dolor de cabeza que aparece tras un consumo excesivo de alcohol. Menos conocido es el hecho de que la supresión brusca de determinados alimentos que forman parte de la dieta habitual de una persona también puede provocar un dolor de cabeza opresivo. Una de las sustancias que causan este tipo de cefalea, digamos que por abstinencia, es la cafeína. También las intoxicaciones alimentarias causan, por regla general, cefaleas que pueden llegar a ser muy intensas.

Otra causa de cefalea son los estados producidos por un déficit de elementos traza, vitaminas y/o minerales. Estos casos se caracterizan por un dolor de cabeza opresivo, acompañado de otros síntomas como nerviosismo, inestabilidad emocional, debilidad muscular, etcétera.

Alimentos desencadenantes de crisis migrañosas

No sólo tienen importancia los alimentos en sí, sino que también influye la cantidad, la frecuencia, el momento del día y la preparación de los mismos.

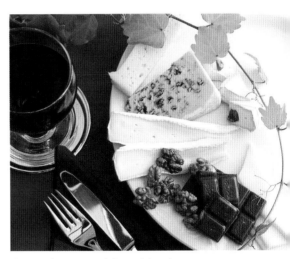

El queso, las nueces, el vino y el chocolate no son recomendables para pacientes que sufren migraña.

La migraña es un tema complejo, pero los estudios realizados han demostrado que, entre otros muchos factores, determinados alimentos actúan como desencadenantes de crisis migrañosas. Incluso se ha podido demostrar el mecanismo según el cual estos alimentos (y el componente concreto) ejercen su acción, es decir, la manera en que se activan determinados neurotransmisores. Los alimentos a los que nos referimos contienen aminas biógenas que potencian la liberación de histamina y tiramina en las sinapsis a nivel del tronco encefálico. Ambas sustancias desencadenan con facilidad una crisis migrañosa en determinadas personas, aunque existe una gran variabilidad interindividual al respeto.

No todas las personas reaccionan de la misma manera frente a la ingesta de cantidades idénticas de los mismos alimentos en condiciones controladas. Algunos pacientes son muy sensibles frente a determinados alimentos y otros no lo son en absoluto. En cambio, acostumbra a existir una relación directa entre la cantidad de la amina ingerida y la intensidad del ataque de migraña, a diferencia de lo que ocurre en la alergia que se rige según el principio de «todo o nada».

Incluso en un mismo paciente nos podemos encontrar ante una gran variabilidad en la respuesta frente a alimentos ricos en tiramina e histamina. Ésta es la razón por la cual se recomienda eliminar de la dieta todos los alimentos que contengan histamina y tiramina. De todos modos, son los propios pacientes los que acaban sabiendo cuáles son los alimentos que no les convienen.

El listado que mostramos es meramente orientativo. Recomendamos a todos los pacientes que averigüen qué alimentos deben eliminar de su dieta mediante un registro. Se trata de apuntar durante un tiempo todo lo que se come a lo largo del día y registrar los episodios de migraña, su intensidad y duración.

También hay que tener en cuenta la calidad del alimento. El chocolate no es siempre chocolate. Así, por ejemplo, el chocolate difiere según la calidad de las semillas de cacao y el contenido en tiramina varía dependiendo de la variedad y la zona de cultivo. Eso explica también por qué a veces se tolera bien el chocolate y otras no. En este caso lo que varía no es la tolerancia en sí, sino las características del alimento ingerido. Pero el tema es aún más complicado. Otra variable es el tiempo que el chocolate permanece en la boca. Los *gourmets* dejan que el chocolate se derrita encima de la lengua, de esta forma absorben la tiramina a través de la mucosa bucal y las concentraciones de tiramina en sangre se elevan bruscamente. Toda sustancia absorbida por la mucosa bucal pasa a la sangre con mayor rapidez que si la absorción se efectúa a nivel intestinal.

Las comidas recién preparadas son siempre preferibles a las precocinadas. La razón estriba en que estas últimas llevan aditivos, conservantes y a menudo colorantes artificiales. En especial E102 (tartracina), E210-213 (ácido benzoico) y E220-227 (compuestos que contienen azufre), que son todos ellos potenciales desencadenantes de migraña.

Alimentos que pueden desencadenar un ataque de migraña:

- ▶ Chocolate
- ▶ Frutos secos, en especial, nueces
- ▶ Quesos, se recomienda probar diferentes clases
- ▶ Alcohol, en especial vino tinto, cerveza, cava y vinos espumosos
- ▶ Conservas de pescado y patés de pescado
- ▶ Embutidos crudos, vísceras
- ▶ Alimentos preparados, salsas, cubitos de caldo, latas de pescado, etcétera.
- ▶ Cítricos

El azúcar en sí no es un desencadenante, pero las oscilaciones bruscas de la glucemia[4] debido a una alimentación inadecuada pueden reducir el umbral de dolor y causar cefalea. En general, y no sólo en pacientes migrañosos, se recomienda comer de manera que la glucemia se mantenga estable. Esto implica no dejar pasar muchas horas entre comida y comida, evitar saciar el hambre con alimentos ricos en azúcar y pobres en fibra (bollería, golosinas, etcétera) y comer más a menudo cantidades más pequeñas.

¿Puede curarse la migraña mediante una alimentación saludable?

No existen alimentos que curen la migraña; en cambio, sí hay alimentos que resultan beneficiosos para los pacientes con migraña. Algunos alimentos ricos en triptófano, como por ejemplo la avena, el muesli, las legumbres, el sésamo, el salvado, las pipas de girasol y el pescado fresco están especialmente indicados en la migraña. Pero algunos de los alimentos ricos en triptófano tienen, además, una concentración elevada en aminas biógenas y ácido ácido araquidónico, por lo que su consumo es desaconsejable para el paciente migrañoso. No son recomendables el queso parmesano de pasta dura ni ciertos quesos de pasta firme como el emmental, el edam o queso de bola y el manchego y tampoco la carne.

En líneas generales se recomienda llevar una dieta equilibrada, rica en vitaminas y minerales. Es importante mantener un

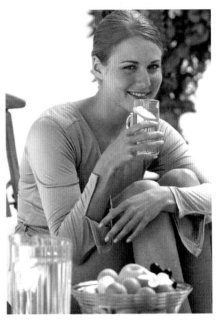

Los pacientes con migraña deben cuidar la ingesta regular de líquidos.

Alimentos ricos en magnesio:

▶ Alimentos elaborados con cereales integrales como el pan integral, muesli, arroz integral, etcétera.

▶ Verduras: espinacas, brócoli, patatas, maíz, etcétera.

▶ Semillas: de calabaza, de girasol, de lino, etcétera.

adecuado aporte de magnesio. El magnesio es un constituyente y/o activador de más de 200 enzimas y actúa además a nivel de la transmisión nerviosa. Si la dieta es equilibrada no se precisa suplementarla de forma exógena con pastillas, a no ser que la analítica de sangre detecte niveles excesivamente bajos de magnesio. En este caso estaría indicado administrar pastillas de magnesio hasta que se normalicen los

---

4. Glucemia o glicemia es el término técnico utilizado para referirse a los niveles o concentración de glucosa en sangre. Se habla de hiperglicemia o hiperglucemia cuando la concentración de glucosa en sangre es superior a los valores de referencia (=normalidad) y de hipoglicemia o hipoglucemia cuando están por debajo de estos márgenes. (*N. de la T.*)

valores y luego proseguir con una dieta rica en este mineral.

El complejo de vitaminas B es muy importante en la migraña. Las vitaminas B_1, B_6 y B_{12} cumplen funciones indispensables a nivel metabólico y del sistema nervioso. Un déficit de alguna vitamina del complejo B no sólo causa dolor de cabeza, sino también problemas de concentración, cansancio y una disminución del rendimiento intelectual. No obstante, la suplementación medicamentosa sólo está indicada tras confirmar mediante una analítica que los niveles en sangre son bajos.

En pacientes con migraña es especialmente indicado el consumo de aceites de origen vegetal en sustitución de otras grasas debido a que tienen niveles muy bajos de ácido araquidónico.

No se le presta suficiente importancia a la ingesta de líquidos. La cantidad mínima aconsejable es 1,5 litros al día pero lo ideal sería tomar 2,5 litros diariamente. La falta de líquidos conlleva un desequilibrio en los electrolitos, que produce cefalea, aparte de otros síntomas. Y, evidentemente se trata de tomar líquidos sanos (agua, agua mineral, infusiones sin azúcar).

Recomendaciones en caso de migraña:

- Evitar la ingesta de alimentos ricos en histamina
- Averiguar a nivel individual qué alimentos actúan como desencadenantes
- Seguir una dieta sana, equilibrada y con un adecuado aporte de líquidos
- Consumir preferentemente alimentos frescos, pero siempre teniendo cuidado con los conservantes.

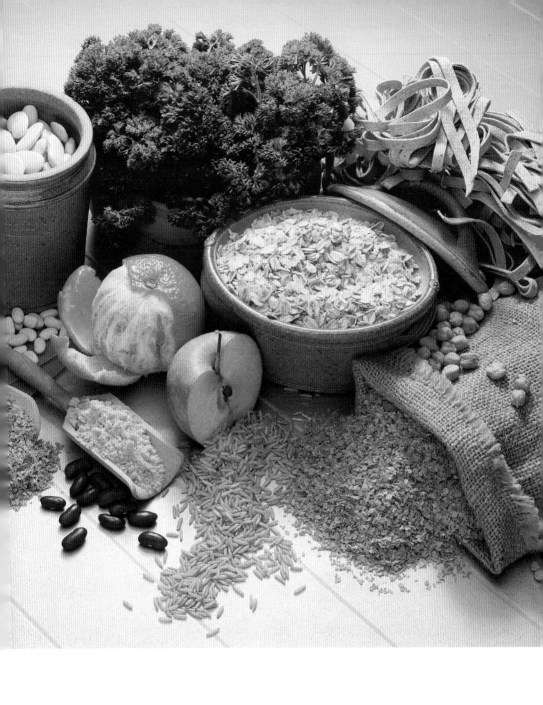

Factores de riesgo específicos

Hipercolesterolemia

Ciertos alimentos o componentes de los mismos dañan al cerebro y pueden considerarse factores de riesgo. En cambio, y como ya hemos comentado, existe una gran abundancia de alimentos que benefician el rendimiento cerebral.

El colesterol es un lípido (grasa) que se encuentra en la sangre y en numerosos tejidos, y es un constituyente básico para la síntesis de un elevado número de hormonas, vitaminas, de las membranas celulares y de las sales biliares. El colesterol es imprescindible para el organismo y sólo constituye un factor de riesgo cuando su concentración es demasiado elevada (hipercolesterolemia).

La reducción de un 1 % de los niveles de colesterol reduce el riesgo de padecer una enfermedad cardiovascular en un 2 %.

Se habla de hipercolesterolemia cuando los niveles de colesterol en sangre superan los 200 mg/dl. Cuando los niveles se mantienen entre los 200 y 240 mg/dl nos hallamos ante una hipercolesterolemia moderada, susceptible de ser controlada con una dieta adecuada y ejercicio físico regular.

En caso de que las concentraciones de colesterol superen los 250 mg/dl es preciso añadir a la dieta un tratamiento farmacológico para regular los niveles. Una vez normalizados los valores, se puede intentar suspender la medicación y seguir sólo con dieta y un control estricto de los niveles en sangre.

El colesterol se distribuye en dos fracciones o subgrupos: el colesterol-LDL (popularmente llamado colesterol «malo», porque es el responsable del daño vascular) y el colesterol-HDL (o «bueno», debido a su acción protectora). Para evaluar correctamente el riesgo y tomar una decisión terapéutica adecuada es preciso conocer a expensas de cuál de las dos fracciones se produce el aumento de los niveles sanguíneos de colesterol.

La hipercolesterolemia puede tener un origen genético. Aquí, por regla general, nos hallaremos ante concentraciones muy elevadas de colesterol. En estos casos también está indicada la dieta, pero normalmente se impone el tratamiento farmacológico a largo plazo para intentar conseguir niveles más bajos de colesterol. Se habla de hipercolesterolemia adquirida cuando no existe una predisposición genética y ésta ha sido causada por una dieta con exceso de grasas u otras patologías como el hipotiroidismo o enfermedades hepáticas, metabólicas y renales, entre otras.

¿Cómo daña el colesterol al organismo?

Inicialmente, el colesterol se deposita en las paredes de las arterias. Estos depósitos endurecen y aumentan el grosor de la pared interna de los vasos de forma que se reduce el diámetro interno o la luz de los mismos. El colesterol se incrusta en la pared vascular y se le añaden calcio y otros elementos de la sangre, formándose así las llamadas *placas ateromatosas* (= ateroesclerosis). Este proceso va avanzado durante un período de tiempo muy largo sin dar ninguna manifestación clínica. La enfermedad progresa de forma silente hasta que daña a otros órganos. No hay consciencia de padecer enfermedad alguna hasta que empiezan a producirse fallos en las funciones de los órganos afectados. Si afecta a la circulación de las extremidades inferiores, se manifiesta mediante dolores musculares intensos en las pantorrillas al andar (claudicación intermitente). Las lesiones en los vasos coronarios producen sintomatología a nivel cardíaco debido a una coronariopatía isquémica aguda,[5] por ejemplo, un infarto agudo de miocardio. Si está afectada la circulación cerebral, se puede manifestar al producirse un ictus. Un individuo cuyo nivel de colesterol en sangre es igual o superior a los 300 mg/dl tiene un riesgo de sufrir un infarto agudo de miocardio cuatro veces más elevado que una persona con niveles de colesterol de 200 mg/dl.

La buena noticia es que la reducción en un 1 % de los niveles de colesterol (en caso de hipercolesterolemia) reduce el riesgo de padecer coronariopatía o sufrir un ictus en un 2 %. No obstante, hay que tener en cuenta que la hipercolesterolemia se acostumbra a asociar a otros factores de riesgo como sobrepeso, sedentarismo, hipertensión arterial, diabetes mellitus, consumo excesivo de alcohol, tabaquismo, etcétera y se potencia el riesgo que representa la hipercolesterolemia de forma significativa.

Prevención

Alimentación sana

En la hipercolesterolemia la dieta es un elemento clave. Las grasas de origen ani-

mal deben de sustituirse en su totalidad por aceites de origen vegetal; especialmente recomendable es el aceite de oliva, rico en ácidos grasos poliinsaturados. Además, se ha de seguir una dieta rica en fibra con productos elaborados a base de cereales integrales, frutas y verduras.

En caso de presentar niveles de colesterol altos, la dieta es indispensable aunque a menudo insuficiente, por lo que es necesario hacer ejercicio físico de forma constante.

Se ha demostrado que la ingesta regular de soja reduce los niveles de colesterol y el riesgo de padecer ateroesclerosis y complementa los beneficios de una dieta modificada y pobre en ácidos grasos saturados y del ejercicio físico. La soja y sus derivados contienen lecitina, y tienen una composición beneficiosa de ácidos grasos, además de fitoestrógenos. Todo ello contribuye a reducir los niveles de colesterol. Si se sustituyen las proteínas de origen animal por la proteína aportada por la soja, se puede reducir el colesterol-LDL en un 25 %. La sustitución de la proteína animal por soja es especialmente eficaz en niveles de colesterol muy elevados. Añadir soja a una dieta «normal» no ha mostrado ninguna eficacia. Los altramuces también reducen los niveles de colesterol.

Una alimentación sana y el ejercicio físico son imprescindibles para el tratamiento de la hipercolesterolemia.

La lecitina desempeña un papel importante en el transporte de colesterol en el organismo debido a su elevado contenido en ácido linoléico. La alteración de este mecanismo de transporte provoca un descenso del co-

---

5. Coronariopatía isquémica aguda, también llamada cardiopatía isquémica: engloba las enfermedades del corazón producidas por una falta de riego sanguíneo (*N. de la T.*)

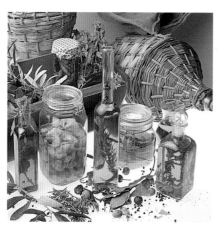

Se recomiendan los aceites de origen vegetal, en especial el de oliva.

lesterol-HDL (factor protector) y un aumento del colesterol-LDL (el colesterol perjudicial). Numerosos estudios han demostrado que el aporte exógeno de lecitina tiene un efecto beneficioso sobre el metabolismo lipídico. Ejerce su efecto mediante un alto contenido en ácido linoleico, un ácido graso polinsaturado, que previene la ateroesclerosis y, además, mejora el aporte de energía a los tejidos musculares debido al catabolismo (degradación) de ácidos grasos libres.

Las fitosterinas son sustancias de origen vegetal análogas al colesterol. La ingesta de fitosterinas actúa impidiendo la absorción a nivel intestinal del colesterol procedente de la ingesta. Concentraciones elevadas de fitosterinas se encuentran en alimentos ricos en grasas vegetales como el germen de maíz, las semillas de girasol, el sésamo, los frutos secos y la soja.

La ingesta diaria de 1-2 g de fitosterinas puede reducir los niveles de colesterol en unos 20 mg/dl.

Una dieta equilibrada no contiene esta cantidad de fitosterinas, por lo que debe suplementarse con leche y derivados lácteos enriquecidos y/o productos dietéticos específicos.

Tratamiento farmacológico

En los casos de hipercolesterolemia familiar y en aquellos resistentes a los cambios efectuados en la dieta y el estilo de vida (ejercicio) debe iniciarse un tratamiento farmacológico. Éste debe ser prescrito y supervisado por un médico.

Diabetes mellitus

La diabetes mellitus es una de las enfermedades crónicas más frecuentes en los países europeos. El diagnóstico se establece cuando los niveles de glucemia en ayunas superan los 120 mg/dl en dos analíticas consecutivas, cuando los niveles de glucemia en ayunas son iguales o superiores a 110 mg/dl y, además, están elevados los niveles de hemoglobina glicosilada (HbA1C)[6] o cuando el test de tolerancia a la glucosa está alterado.

Existen tres tipos de diabetes, la diabetes tipo 1 (generalmente de inicio juvenil e insulinodependiente), la diabetes tipo 2, mucho más frecuente y que, por regla general, es el resultado de un estilo de vida poco saludable (dieta hipercalórica y sedentarismo) y, finalmente, la diabetes gestacional. Unos de los principales factores de riesgo de sufrir un ictus es la hiperglucemia crónica, es decir, ser diabético. En cambio, si se controlan adecuadamente los niveles de

---

6. La hemoglobina glicosilada (HbA1c) es una proteína de la sangre que tiene la característica de que su concentración en sangre indica el promedio de la glucemia de las últimas 6-8 semanas. *(N. de la T.)*

glucosa, el diabético puede disfrutar de una calidad y esperanza de vida normales.

Un buen control de la diabetes equivale a una buena calidad de vida.

La diabetes acostumbra a asociarse a otros factores de riesgo, sobre todo al sobrepeso, la hipertensión arterial y la hipercolesterolemia, con lo cual el riesgo de sufrir un ictus se dispara.

El tratamiento de la diabetes debe llevarlo a cabo un médico especialista, diplomados en enfermería especializados y dietistas, cuyo cometido es instaurar y controlar el tratamiento, así como educar al paciente de manera que adquiera autonomía y sepa regular su dieta, controlar los niveles de glucosa y autoadministrarse la medicación prescrita.

El control de la diabetes es especialmente importante, ya que no sólo representa un muy importante factor de riesgo para el ictus, sino para todas las enfermedades relacionadas con el sistema circulatorio, la coronariopatía isquémica (por ejemplo, el infarto agudo de miocardio), la claudicación intermitente y muchas otras enfermedades graves.

Hipertensión arterial

La hipertensión arterial es un grave peligro para la salud. Actúa de una forma muy traicionera. Durante mucho tiempo puede ser totalmente asintomática. Pero esto no significa que no esté dañando nuestro organismo. Representa una importante sobrecarga para el corazón y los vasos sanguíneos. La excesiva y constante presión que ejerce sobre el sistema cardiocirculatorio tiene repercusiones negativas como la hipertrofia (engrosamiento) del músculo cardíaco y una excesiva rigidez y grosor de las paredes de las arterias.

De esta forma, los vasos sanguíneos pierden flexibilidad y disminuye su diámetro interno, con lo que se reduce el aporte de oxígeno a todos los órganos.

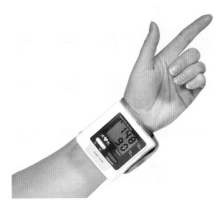

La tensión arterial normal es igual o inferior a 139/89 mmHg.

¿Cuándo se tiene hipertensión arterial?

La tensión arterial «normal o ideal» de una persona joven es de aproximadamente 120/80 mmHg. Tensiones entre 130-139/85-89 mmHg se siguen considerando «normales». Se considera hipertensión arterial grado I cuando la sistólica (o máxima) está entre 140 y 179 y la diastólica (o mínima) entre 90 y 109 mmHg. A partir de tensiones de 180/110 mmHg nos hallamos ante una hipertensión arterial grado II. También se considera hipertensión arterial cuando la sistólica está por encima de 140 y la diastólica no supera los 90 mmHg.

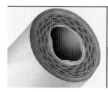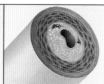

El 40% de los pacientes con ateroesclerosis ya desarrollada presentan niveles elevados de homocisteína.

El control de la hipertensión mediante cambios en el estilo de vida y tratamiento farmacológico no acostumbra a representar mayor dificultad. No obstante, la normalización de la tensión arterial no es una cosa que se consiga de hoy para mañana. La elección de la medicación antihipertensiva es competencia exclusiva del médico.

Principales cambios en el estilo de vida recomendables para el control de hipertensión arterial:

▸ Reducción del peso en caso de sobrepeso.

▸ Consumo moderado de sal, dado que el sodio de la sal (=cloruro sódico) aumenta la tensión arterial. Hay que tener cuidado con los alimentos que acostumbran a contener sodio, como los alimentos o condimentos preparados (por ejemplo, las salsas), conservas, especias variadas, salsa de soja, cubitos de caldo, embutidos, quesos, pan, frutos secos salados, aceitunas, aguas minerales ricas en sodio, etcétera. Evitar la costumbre de añadir sal a la comida en la mesa.

▸ Alimentación rica en potasio, calcio y magnesio. Ayuda a bajar la tensión. Comer en abundancia: tomates, plátanos, naranjas, melones, patatas, pipas de calabaza, productos lácteos desnatados y cereales integrales.

▸ Cuidado con el alcohol. Aumenta la tensión arterial.

▸ ¡Prohibido fumar! La nicotina potencia la reducción de la luz de los vasos sanguíneos.

▸ Hacer ejercicio de forma regular.

Homocisteína

La homocisteína es un producto derivado del metabolismo de la metionina, un aminoácido esencial.[7] Todas las personas necesitamos un aporte externo de aproximadamente 2g de metionina al día, ya que resulta indispensable para el funcionamiento de las principales vías metabólicas en las que intervienen aminoácidos no esenciales. Normalmente, la homocisteína es un producto metabólico intermedio que desaparece rápidamente al transformarse en cisteína, un compuesto que no es nocivo para el cuerpo. Para ello, el organismo precisa vitamina B_6, B_{12} y ácido fólico. Cuando hay un déficit de estas vitaminas se produce un exceso de homocisteína que daña la pared interna de los vasos sanguíneos arteriales, lo que contribuye de forma directa en el desarrollo y/o progresión de la ateroesclerosis.

En casos aislados, la causa puede ser genética. La homocisteína no puede ser metabolizada debido a un déficit enzimático congénito. Hace unos 30 años se describió el caso de un lactante que murió en la séptima semana de vida presentando niveles de homocisteína extraordinariamente elevados y ateroesclerosis avanzada; la causa de su muerte fue una oclusión de los vasos sanguíneos.

Con excepción de este tipo de enfermedad metabólica muy poco frecuente, la causa de tener niveles elevados de homocisteí-

7. Aminoácido esencial es aquel que debe ser aportado con la alimentación, ya que no es sintetizado por el propio organismo. *(N. de la T.)*

na en sangre es una alimentación inadecuada. No se conoce ninguna enfermedad que genere un aumento en los niveles de homocisteína en sangre. En cambio, se ha demostrado que los pacientes con niveles elevados de homocisteína en sangre tienen mayor riesgo de sufrir un ictus y, en personas mayores, alteraciones de las funciones cognitivas, entre otras patologías. Estudios realizados con grandes muestras de población han mostrado que entre un 5 y un 10 % de los occidentales tienen niveles de homocisteína por encima de lo deseable.

El 40 % de los pacientes que ya han desarrollado ateroesclerosis tiene unos niveles de homocisteína excesivamente altos.

Las concentraciones elevadas de homocisteína no sólo perjudican la pared vascular, sino que además dañan directamente las neuronas. En condiciones normales, el cerebro tiene un gran reservorio de ácido fólico para proteger a las neuronas. En la enfermedad de Alzheimer el contenido de ácido fólico del cerebro es muy bajo. Éste es uno de los posibles factores causantes del proceso neurodegenerativo.

Se han publicado numerosos estudios que demuestran una relación directa entre niveles excesivos de homocisteína y demencia. En un 45 % de pacientes mayores con demencia se hallaron niveles de homocisteína excesivamente altos. Además, hay una correlación positiva entre concentración de homocisteína y grado de demencia; a mayor concentración de homocisteína, mayor pérdida de memoria.

Incluso en personas mayores sin demencia, se asocian niveles altos de homocisteína a un peor rendimiento intelectual, y se han observado especialmente un notable retar-

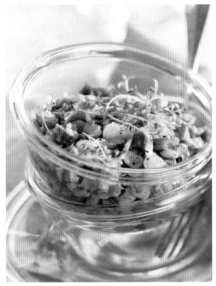

El perejil, el tomate y el maíz son alimentos ricos en ácido fólico.

do psicomotor, comparado con una población equiparable, pero con niveles de homocisteína bajos. De nuevo llama la atención la combinación de aumento de la homocisteína y niveles bajos de ácido fólico.

El aporte de ácido fólico, vitamina B_6 y B_{12} es crucial para evitar estas concentraciones de homocisteína tan dañinas.

Hay estudios que señalan que el déficit de vitamina B_{12} es también un factor de riesgo para la enfermedad de Alzheimer y otros tipos de demencia, incluso en la demencia vascular. No se conocen en profundidad los mecanismos responsables de las demencias, pero una de las hipótesis que se barajan es que el daño neuronal se produce, al menos en parte, por mecanismos de oxidación. El déficit de vitamina B_6 y B_{12} se asocia, a su vez, como ya hemos comentado, con niveles elevados de homocisteína. Todo ello deriva en la patología que hemos descrito anteriormente.

El ácido fólico, la vitamina B₁₂ y la vitamina B₆ reducen los niveles excesivamente altos de homocisteína.

En cuanto a alteraciones de la memoria, estudios realizados en la población holandesa muestran que sobre todo se ven afectados la velocidad de los procesos relacionados con la memoria y la capacidad de reacción. En las tomografías de resonancia magnética de estos pacientes se observa una importante disminución del tejido cerebral (atrofia cerebral). Incluso en estas fases tan avanzadas de la enfermedad (es decir, con atrofia cerebral documentada) sigue estando indicada la administración de vitamina B a dosis elevadas. El objetivo es enlentecer la progresión del trastorno degenerativo, aunque ya no existe la posibilidad de regenerar las neuronas atrofiadas a diferencia de lo que ocurre en las fases iniciales de déficit de vitamina B.

En la población de personas de edad avanzada se observan niveles progresivamente bajos de todas las vitaminas del complejo B y el correspondiente aumento de homocisteína. Esto se debe, en parte, a la falta de apetito característica de las personas mayores, el cual, a su vez, es regulado por procesos metabólicos cerebrales.

Los receptores cerebrales para la colecistoquinina, una endorfina similar a los opiáceos, y la serotonina están implicados en la conducta alimentaria y en la sensación de saciedad. La falta de olfato que se da en edades avanzadas también contribuye a la pérdida del apetito y a una disminución en la ingesta de alimentos y vitaminas.

Por todo ello es importante asegurarse de que las personas mayores de 70 años sigan una alimentación equilibrada que aporte cantidades suficientes de vitaminas, minerales y aminoácidos.

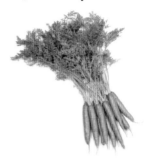

Las frutas y las verduras de colores vivos contienen muchos antioxidantes.

El estrés oxidativo y la alimentación

La ingesta de gran cantidad de ácidos grasos saturados y ácidos grasos trans representa un riesgo similar para el cerebro que el déficit de ácido fólico, vitamina B₆, vitamina B₁₂, antioxidantes y líquidos. Hay alimentos que pueden ser un factor de riesgo para el cerebro y otros que son protectores. Por ello, es tan importante una alimentación correcta, neurosaludable.

El estrés oxidativo es un estado de desequilibrio entre los procesos prooxidantes y antioxidantes. La causa puede ser una excesiva síntesis de sustancias oxidantes por parte del organismo o un déficit de antioxidantes. Esto último acostumbra a ser consecuencia de una falta de aporte, debido o bien a una alimentación inadecuada o a un aumento del consumo (en caso de situaciones de sobrecarga del organismo, por ejemplo por estrés, enfermedad, estados de convalecencia, o incluso por condiciones medioambientales adversas, entre otras). A partir de cantidades elevadas de oxidantes se generan radicales libres, que son extremadamente dañinos para cualquier tipo de célula. Los antioxidantes capturan los radicales libres y, de esta forma, impiden que lesionen las células.

Factores de riesgo para el cerebro
Ácidos grasos saturados
Ácidos grasos trans
Déficit de ácido fólico
Déficit de vitamina B_6
Déficit de vitamina B_{12}
Déficit de antioxidantes
Aporte de líquidos insuficiente

Factores protectores
Antioxidantes (vitaminas, A, C, E, selenio, polifenoles...)
Vitaminas del complejo B
Ácidos grasos poliinsaturados (aceites de pescado)
Abundantes líquidos

El estrés oxidativo perjudica gravemente al cerebro, ya que su alto consumo de oxígeno hace que sea más vulnerable que otros órganos. El cerebro, además, contiene gran cantidad de grasa, un 20 % son grasas poliinsaturadas, más susceptibles de sufrir oxidación lipídica. El elevadísimo consumo de energía del cerebro genera una cantidad mayor de radicales libres que otros órganos. Por otra parte, el cerebro tiene ya de por sí menos antioxidantes que otros tejidos. Queda claro, pues, que el cerebro es altamente propenso a sufrir estrés oxidativo con el consiguiente riesgo de daño neuronal severo.

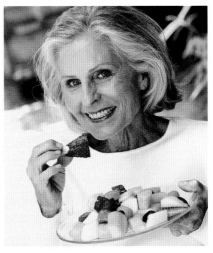

Es necesario comer cada día frutas y verduras frescas.

El estrés oxidativo es uno de los factores de riesgo reconocidos para sufrir la enfermedad de Alzheimer: favorece el inicio de la enfermedad y empeora su curso.

Disponemos de diferentes antioxidantes para proteger al cerebro frente al estrés oxidativo. Para ello, es decir, para evitar la producción de radicales libres, el organismo sintetiza él mismo algunas de estas sustancias, los antioxidantes endógenos. Muchos de ellos son enzimas, otros proteínas como la cisteína y la histidina o la coenzima Q_{10}. Dado que su concentración acostumbra a ser baja, se deben complementar con antioxidantes exógenos.

La alimentación debe aportar la cantidad necesaria de antioxidantes exógenos, ya que éstos no pueden ser sintetizados por el organismo. Se trata de la vitamina E, la vitamina C, los carotenoides, la vitamina B_2, la niacina, el selenio, el zinc, el manganeso y una serie de sustancias vegetales como los polifenoles, flavonoides, fitoestrógenos, sulfuros y el ácido fítico.

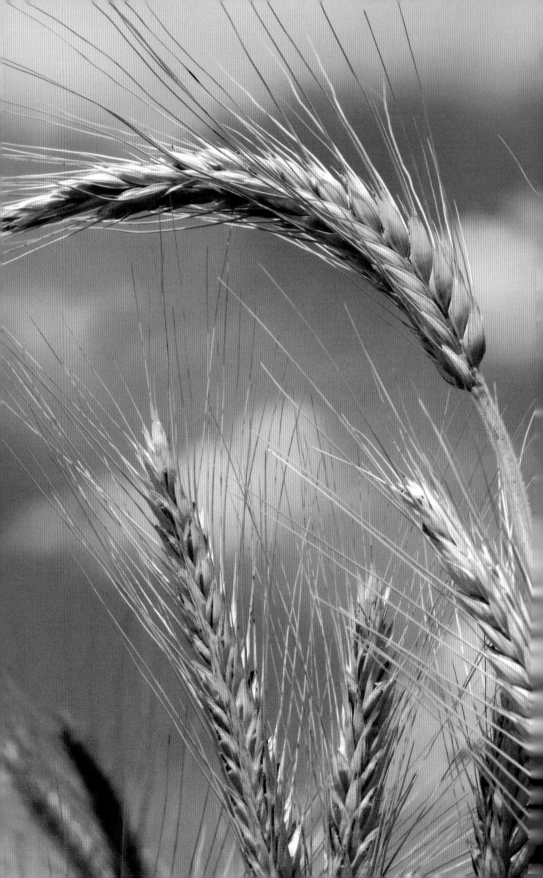

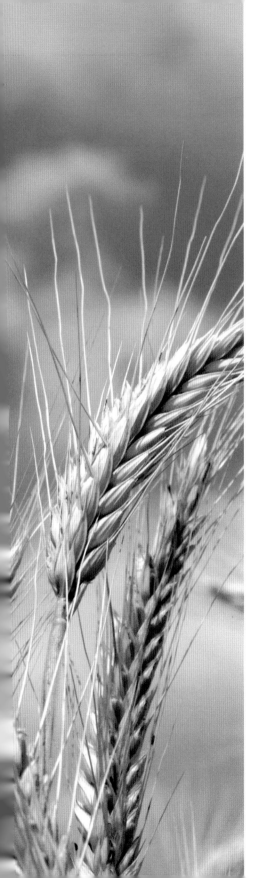

¿Cómo mejorar el rendimiento de nuestro cerebro?

«Somos lo que comemos.»

Mediante una alimentación adecuada podemos contribuir en gran medida a estar en buena forma a nivel mental y físico.

Ya hemos comentado algunas de las características del cerebro humano y de sus delicados procesos metabólicos.

En este capítulo nos centraremos en las posibilidades que nos brinda una alimentación adecuada para mejorar las funciones cerebrales en situaciones especiales (exámenes, entrevistas de trabajo, reuniones importantes, conferencias, etcétera).

Una alimentación adecuada es capaz de «dar un buen empujón» a las funciones cerebrales pero debe quedar claro que no existe una dieta milagrosa.

Llamamos *brainfood* a los alimentos neurosaludables.[8]

La influencia de la alimentación en el cerebro

«Somos lo que comemos». Se puede influir en el curso de enfermedades relacionadas con la alimentación comiendo adecuadamente, y también es posible potenciar el bienestar personal y el rendimiento intelectual mediante la alimentación.

En una etapa tan precoz como la intrauterina, el desarrollo del cerebro del feto depende de la dieta de la madre.

En esta fase son especialmente importantes los ácidos grasos poliinsaturados de cadena larga, ya que son almacenados por el feto. Una ingesta pobre en yodo durante el embarazo tiene graves consecuencias en la infan-

cia y se manifiesta en forma de bajo rendimiento intelectual. De forma similar, la falta de hierro en la dieta de la embarazada se asocia con dificultades de aprendizaje en el niño.

En la infancia hay que poner atención en que la alimentación aporte cantidades adecuadas de hierro, yodo, ácido fólico, zinc, vitamina B_{12} y ácido grasos omega-3 para que el cerebro madure correctamente. También es importante que la alimentación contenga suficientes proteínas. El déficit de estos nutrientes conlleva el riesgo de que el niño no desarrolle adecuadamente sus funciones cognitivas, su capacidad de aprendizaje, de mantener la atención y que tenga una memoria deficiente.

En personas mayores hay que cuidar el aporte de las vitaminas del complejo B, ya que actúan a nivel del rendimiento cerebral. Tienen la capacidad de retrasar y/o prevenir la pérdida de las facultades mentales.

Antes se pensaba que era imposible que la alimentación incidiera directamente sobre el cerebro y el sistema nervioso. Hoy en día sabemos que los nutrientes y las vitaminas ejercen un efecto directo sobre las neuronas y, a través de ellas, en las funciones del cerebro, el estado de ánimo y la capacidad de concentración, es decir, el rendimiento cerebral global. Los hidratos de carbono aportan principalmente energía; en cambio, las proteínas y los lípidos son también partes estructurales de las neuronas. Algunos aminoácidos (en especial el triptófano) son precursores de los neurotransmisores. Los ácidos grasos omega-3 son, a la vez, elementos estructurales e intervienen en las funciones del cerebro. Muchas vitaminas y elementos traza son indispensables para una adecuada síntesis de los neurotransmisores. Algunas vitaminas actúan, además, como elementos protectores del cerebro.

---

8. Llamamos neurosaludable a la alimentación saludable para cerebro y el sistema nervioso, en analogía al término cardiosaludable: saludable para el sistema cardiovascular. En el texto también se utiliza el término *brainfood* (en inglés, literalmente, «alimento para el cerebro»). (*N. de la T.*)

Una sustancia de gran importancia es la acetilcolina, indispensable para el correcto funcionamiento del cerebro. En caso de déficit de acetilcolina, la dieta debe ser rica en alimentos que contengan lecitina; además se puede suplementar con preparados orales (jarabes o cápsulas) de lecitina.

No hay ninguna duda al respecto: ¡la alimentación repercute en la salud de nuestro cerebro! La inteligencia no es algo que se pueda comer con cuchillo y tenedor, por supuesto, pero en cambio sí que podemos mejorar funciones cerebrales como la capacidad de concentración, la atención, etcétera y con ello mejorar el rendimiento intelectual. Con una alimentación neurosaludable podemos potenciar al máximo el rendimiento intelectual y conservarlo hasta edades avanzadas.

Es importante resaltar que se obtiene el máximo rendimiento de la alimentación neurosaludable, si ésta forma parte de un estilo de vida saludable, lo que implica hacer ejercicio físico de forma regular, activar la circulación sanguínea, estimular la actividad intelectual y procurar tener un buen equilibrio emocional. Un buen rendimiento intelectual se basa en los siguientes cinco pilares.

Estos cinco principios fundamentales para la salud descritos por Sebastian Kneipp[9] también son válidos para el óptimo funcionamiento del cerebro.

El agua y cualquier otro tipo de líquido sano son fundamentales para la fluidez de la sangre, que favorece el flujo sanguíneo cerebral y la circulación en general. Muchas hierbas medicinales tienen la capacidad de activar el metabolismo celular similar a los neurotransmisores.

El ejercicio físico es elemental para incrementar la oxigenación del cerebro. Un estilo de vida saludable con suficientes horas de sueño y una vida social activa desempeñan, asimismo, un papel importante en el funcionamiento del cerebro. Y en cuanto a la importancia de la alimentación para el cerebro ¡le estamos dedicando este libro!

Una buena alimentación potencia al máximo el rendimiento intelectual a largo plazo.

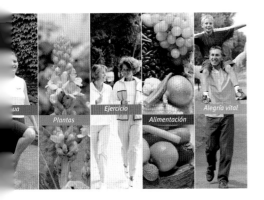

Agua   Plantas   Ejercicio   Alimentación   Alegría vital

9. Sebastian Kneipp (1821-1897), sacerdote y médico naturista alemán, fue uno de los precursores de la llamada medicina alternativa u holística. Desarrolló la «Cura de Kneipp» que se basa en: hidroterapia, terapia nutricional (recomendaba comer mucha fruta, verdura y cereales integrales y poca carne y pescado), así como ejercicio físico, fitoterapia y técnicas para mantener el equilibrio mental (yoga, meditación, etcétera). (*N. de la T.*)

La alimentación neurosaludable aporta un incremento a corto plazo del rendimiento cerebral, pero si se mantiene este tipo de alimentación de por vida no sólo mejoran las funciones cerebrales; además, obtenemos otros beneficios muy valiosos, se conserva la integridad de los vasos sanguíneos y con ello mejora y/o se conserva la circulación sanguínea cerebral y el metabolismo del cerebro a largo plazo.

Queremos hacer hincapié en que una alimentación neurosaludable, además, mejora notablemente el estado general de la persona y ejerce efectos beneficiosos sobre el sistema inmune dotándole de una mejor resistencia frente a las infecciones; asimismo, mejora el rendimiento de la musculatura esquelética y del sistema cardiocirculatorio. La dieta neurosaludable repercute de forma positiva en el organismo en su totalidad.

¿Que necesita el cerebro? Nutrientes para el cerebro

Oxígeno

Todos los órganos del cuerpo humano precisan oxígeno. Pero ningún otro órgano depende tanto del aporte de oxígeno como el cerebro. Una disminución crítica en el aporte de oxígeno durante tan sólo de 2 a 3 minutos tiene consecuencias muy graves, incluso la muerte celular irrecuperable con pérdida de todas las funciones.

El cerebro contribuye con un 2 % al peso corporal total; no obstante, precisa el 20 % del aporte de oxígeno. Se pueden dar situaciones extremas en las que el cerebro precise el 40 % del aporte de oxígeno. En estos casos, el cerebro consume 20 veces más oxígeno que el resto del organismo.

Así se explica el hecho que permanecer en ambientes mal ventilados, abarrotados de gente o con humo de tabaco cause rápidamente dolor de cabeza, disminución del rendimiento intelectual, dificultad para concentrarse, irritabilidad, nerviosismo y agresividad. Para un correcto aporte de oxígeno se precisa un ambiente con buena ventilación. El buen funcionamiento del cerebro sólo es posible en estancias que se ventilan a menudo y están libres de humo.

Los individuos no podemos influir en ciertas variables medioambientales como la presión barométrica baja, la niebla y la formación de ozono, pero justamente en estas circunstancias es importante intentar compensarlas con una alimentación especialmente saludable. Estar en un lugar con aire puro, con una concentración adecuada de oxígeno, no es suficiente para asegurar el aporte necesario de oxígeno al cerebro. Para ello es preciso que los vasos y la circulación sanguínea estén intactos (es decir, ausencia de ateroesclerosis a nivel de la circulación cerebral) y seguir una alimentación que contenga los nutrientes adecuados. Así, por ejemplo, la clorofila desempeña una función indispensable, dado que tiene la capacidad de almacenar oxígeno en el cerebro.

La clorofila es el colorante natural de las plantas verdes. Así pues, los alimentos ricos en clorofila son todos los vegetales de hojas verdes, la lechuga, las hierbas aromáticas frescas, las espinacas y las ortigas. También las aceitunas y las algas contienen cantidades elevadas de clorofila. La industria alimentaria utiliza ortigas, hierba común o algas para fabricar colorantes verdes (E 140). El color verde de los chicles y las golosinas se debe a la clorofila.

Para un óptimo transporte y almacenamiento del oxígeno se precisa el elemento traza hierro. El déficit de hierro provoca cansancio, problemas para concentrarse, falta de atención y dificultades para el aprendizaje.

Los nitratos, en cambio, interfieren el transporte de oxígeno por el torrente sanguíneo. La causa puede ser la ingesta de alimentos procedentes de cultivos en los que se han utilizado fertilizantes ricos en nitratos. Las plantas almacenan el exceso de nitrato, en especial las verduras foliáceas cultivadas en invernaderos. El nitrato también se utiliza para la salazón de carnes y pescados con el fin de conservarlas y mejorar el color de los mismos. La salazón evita que la carne adquiera un tono marrón-azulado.

> El cerebro precisa grandes cantidades de oxígeno. Para que se lleve a cabo de forma óptima, el transporte de oxígeno necesita hierro y clorofila.

 Alimentos neurosaludables:
todas las plantas verdes, aceitunas, algas, carne roja, pipas de calabaza, sésamo, harina de soja, mijo, semillas de amapola, piñones, germen de trigo, alfalfa, eneldo, perejil, cebada, copos de avena, espinacas, berros, lentejas, soja, alubias.

 Alimentos poco neurosaludables:
verduras cultivadas con abonos ricos en nitratos, carnes y embutidos en salazón.

El aporte de líquidos

Aunque nuestra forma de alimentarnos sea más que correcta, nos va a ser de muy poco provecho si el aporte de líquidos es insuficiente. Esto se debe fundamentalmente a tres causas:

1. En primer lugar, el buen funcionamiento del sistema cardiocirculatorio depende de una adecuada cantidad de líquidos y su déficit causa múltiples trastornos y patologías. La pérdida de líquido corporal correspondiente a sólo un 1-2 % del peso corporal genera entre otros síntomas cansancio, irritabilidad y malestar general. Si es del 3 % puede producir debilidad, disminución de la salivación y una reducción en el volumen de orina. En caso de que sea del 6 al 10 % ocasionará sensación de mareo y vértigo, dolores de cabeza, hemoconcentración (sangre excesivamente concentrada), parestesias (sensación de hormigueo en extremidades) y una pérdida generalizada de las funciones físicas y mentales. Una disminución de líquido del 15 al 20 % del peso corporal puede ser mortal.

2. La segunda razón es que la absorción de los alimentos en el intestino depende en gran parte de la circulación sanguínea, que a su vez depende de la cantidad de líquido corporal para tener la fluidez adecuada. Los nutrientes procedentes de la ingesta son transportados al cerebro a través de la circulación sanguínea.

3. Y, por último, cabe resaltar que la sustancia cerebral y las neuronas están compuestas en un alto porcentaje por agua y que su funcionamiento depende en gran medida de un intercambio constante de líquidos.

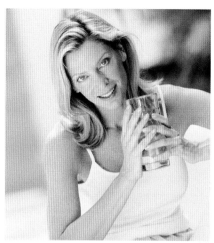

¡Nuestro cerebro necesita gran cantidad de líquido!

¿Cuál es la mejor manera de aportar líquidos a nuestro cuerpo?

Sin lugar a dudas, el agua es con mucho el líquido más saludable y, además, el más barato, sobre todo si el agua del grifo es de buena calidad. El equilibrio de los electrolitos, su composición y su gusto neutro son las principales ventajas del agua.

El agua mineral con gas no es nociva para el cerebro pero hay que tener en cuenta que puede causar molestias gastrointestinales debido a su contenido en ácido carbónico. La ventaja del agua mineral es, como indica su nombre, el contenido en minerales y elementos traza. Según la procedencia, contendrá cantidades variables de calcio, magnesio, potasio e incluso sodio, de forma que se produce un aporte no sólo de líquido sino también de minerales. La ventaja de beber agua mineral es que aportamos líquido y aquellas sustancias que el cuerpo pierde constantemente mediante la sudoración y por la orina.

Las bebidas azucaradas no son muy recomendables debido a que contienen cantida-

des considerables de azúcar, por lo que son muy calóricas. Los zumos de fruta tienen un contenido muy elevado en fructosa y se deberían consumir siempre diluidos con agua. Un zumo de fruta diluido a la mitad con agua mineral es una bebida apropiada para tomar después de haber realizado ejercicio. Los néctares de fruta no sólo contienen fructosa sino también cantidades considerables de azúcar, igual que los refrescos, que contienen además colorantes y otros aditivos. Eso los convierte en un aporte de líquido poco aconsejable. Otro grupo de bebidas se caracterizan por tener un efecto paradójico, ya que contribuyen a que el cuerpo pierda líquido. Es el caso de las bebidas que contienen cafeína (café, té negro, té verde, bebidas de cola, bebidas energéticas), el alcohol y los ya mencionados refrescos muy azucarados.

El café

Estimula la circulación y la capacidad de concentración, por lo que un consumo moderado no se considera perjudicial desde el punto de vista nutricional ni neurológico.

El efecto del café depende de la cantidad de cafeína que contenga. La cafeína tiene una acción estimulante en el sistema nervioso central, razón por la cual nos ayuda a superar, al menos momentáneamente, el sueño y mejorar nuestro rendimiento intelectual. Mejora la atención y la memoria y se almacena mejor la información reciente, por ejemplo, lo que acabamos de leer. Este efecto se obtiene con una sola taza de café[10] que contiene aproximadamente de 60 a 120

---

10. Los autores probablemente se refieran a café de filtro, dado que ésta es la forma habitual de consumo en su país. (*N. de la T.*)

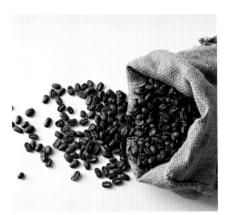

Café: la forma de preparación tiene mucha importancia.

mg de cafeína. Sin embargo, si tomamos otra taza de café al cabo de poco rato, no se vuelve a producir el mismo efecto. Es recomendable tomar una sola taza de café y esperar al menos dos o tres horas hasta tomar otra, si precisamos mantener la atención, por ejemplo, en un viaje largo en coche o en una sesión de trabajo de muchas horas.

En la respuesta a la cafeína se observan grandes diferencias interindividuales. Depende también del peso corporal. El aumento de la concentración que provoca una misma dosis de cafeína en el cerebro de una persona que pesa 50 kg es el doble que en alguien que pesa 100 kg. También influye si estamos en ayunas o no. En todo caso hay que esperar como mínimo 20 minutos para notar el efecto estimulante. El consumo regular de café causa un fenómeno de habituación y dependencia. En este caso, la discontinuación brusca de la toma de café provoca sensación de malestar y dolor de cabeza (síndrome de abstinencia).

Consumos elevados de café generan nerviosismo, inquietud y, derivado de ello, una pérdida de la capacidad de concentración. A la larga conduce a una disminución del rendimiento intelectual. El consu-

mo de grandes cantidades de café durante un tiempo prolongado puede generar trastornos del sueño en forma de dificultades para conciliar el sueño y/o mantenerlo.

El café descafeinado también tiene cierto efecto estimulante. No se conoce con exactitud la causa, aunque muy probablemente sea atribuible al ácido clorogénico. Lo que sí está demostrado es que el ácido clorogénico tiene un efecto estimulante a nivel del tracto gastrointestinal.

El consumo de café ha sido considerado factor de riesgo para la hipertensión arterial y la hipercolesterolemia durante mucho tiempo. Un aumento de la tensión arterial atribuible a la cafeína sólo se da en personas que no toman nunca café y es del orden de unos 10-20 mmHg. Dado que la respuesta a la cafeína varía tanto de persona a persona, no está de más medirse la tensión arterial en función del consumo de café para conocer la influencia que ejerce en uno mismo. El mecanismo mediante el cual el café afecta a los niveles de colesterol en sangre depende en gran medida de la forma de preparación del mismo.

Cinco tazas de café no filtrado al día elevan el nivel de colesterol en sangre un 5 %. Además, se produce un aumento del nivel de homocisteína en sangre. El consumo de café filtrado no afecta a los niveles de colesterol debido a que el filtro de papel utilizado para tal fin retiene el cafestol y kahweol, las sustancias del café que alteran el metabolismo del colesterol.

Según nuestra experiencia, el consumo de dos a tres tazas de café (filtrado) al día no entraña ningún riesgo. A partir de cinco tazas de café al día nos encontramos ante un consumo claramente dañino para la salud.

El consumo de 2-3 tazas de café al día no entraña riesgos para la salud.

Algunas sustancias del café y de los metabolitos de la cafeína tienen un efecto antioxidante. Uno de los productos del catabolismo (degradación) de la cafeína es la 8-oxocafeína. Debido a su efecto antioxidante es un buen capturador de radicales libres. Ensayos realizados en animales han demostrado que el ácido cafeico, un compuesto del grupo de los fenoles que contiene el café, protege al organismo frente a enfermedades cancerosas y tiene un efecto antioxidante.

El café siempre se ha considerado un clásico secuestrador de líquidos del organismo. No obstante, se ha podido comprobar que se ha sobrevalorado el efecto diurético del café. Por otro lado, también aquí nos hallamos ante una gran variabilidad interindividual. De todas formas, no está de más acompañar la taza de café con un buen vaso de agua, ya que la mayoría de la gente tiende a beber muy poco y, además, el agua potencia el gusto del café.

El té

El té y las infusiones no azucaradas se consideran unas bebidas ideales.

Especialmente saludables son las infusiones, ya que acostumbran a tener un efecto o bien estimulante, como la infusión de jengibre, o sedante y equilibrante, como, por ejemplo, la hierba de san Juan (hipérico) y el poleo menta.

El té negro y el té verde también contienen cafeína (antes se le llamaba teína). El contenido en cafeína de una taza de unos 40 mg de té depende de su preparación (si

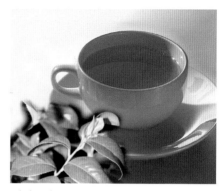

¡El té verde es ideal para el cerebro!

se deja reposar menos tiempo es mayor el efecto estimulante). En el té, la cafeína está unida a taninos,[11] por lo que su liberación en el organismo es más lenta, pero, igual que el café, actúa combatiendo el cansancio y mejora el rendimiento intelectual.

El **té verde** tiene unas características especiales que lo convierten en muy neurosaludable. Dado que no se somete a un proceso de fermentación, tiene un elevado contenido en vitaminas del complejo B, así como minerales (sobre todo manganeso y fluoruro) y aceites esenciales, todas ellas sustancias que favorecen las funciones cerebrales.

El té verde contiene, además, gran cantidad de metabolitos de sustancias vegetales del grupo de los polifenoles (ácidos fenólicos, flavonoides) y de las saponinas.

Estas sustancias son antioxidantes muy potentes. No sólo protegen al organismo frente al cáncer, sino que actúan muy en especial a nivel del sistema cardiovascular: entre otras funciones, impiden la oxidación del colesterol-LDL. Los flavonoides, ade-

---

11. Los taninos son las sustancias responsables de la aspereza y el amargor del té, el vino tinto o la granada y su importancia radica en su acción antioxidante. *(N. de la T.)*

más, evitan la hipercoagulabilidad[12] de la sangre, tienen un efecto antiinflamatorio y regulan la tensión arterial y el sistema de la coagulación.

A nivel cerebral, el té verde inhibe determinados enzimas que podrían ser responsables de la degradación de la acetilcolina. Parece ser que tiene un efecto protector en la enfermedad de Alzheimer, en la que los niveles del neurotransmisor acetilcolina son excesivamente bajos. Además, inhibe otra enzima (la butirilcolinesterasa) que se encuentra en depósitos de proteína amiloide tan característicos del cerebro de los pacientes con enfermedad de Alzheimer.

El té negro también ejerce esta acción protectora, pero en menor medida y con una duración más corta. Si el efecto de cierta cantidad de té verde dura una semana, el equivalente en té negro duraría sólo un día.

El alcohol

Es una de las drogas más antiguas y se consume en prácticamente todos los continentes del mundo. En algunos países el alcohol tiene una importancia social tal, que su ausencia en determinados eventos es interpretada como una descortesía. Se da por sentado que en cualquier comida oficial, celebración o invitación se ofrecerá vino y se brindará con cava o champán.

Las personas que no toman alcohol se exponen a una retahíla de preguntas relacionadas con el no consumo de alcohol. Son interrogados respecto a posibles enfermedades, tratamientos con fármacos u otras posibles razones.

En relación al cerebro hay que aclarar tres cuestiones fundamentales:

1. **Está demostrado de forma inequívoca que cada gota de alcohol es letal para las neuronas.** Por supuesto, el organismo humano tiene tal abundancia de neuronas que se puede permitir el lujo de un consumo de alcohol «normal» sin que esto afecte a su inteligencia. Con consumos de alcohol más elevados ya empieza a haber signos relacionados con la muerte neuronal. Se generan cuadros patológicos a nivel del sistema nervioso central y periférico cuya relación causal con el alcohol está fuera de toda duda.

Desde el punto de vista neurológico no hay, pues, ningún problema para que una persona sana consuma cantidades moderadas de alcohol. Las recomendaciones, fundamentadas científicamente, difieren según el sexo: en las mujeres se considera un consumo responsable una bebida alcohólica al día (125 ml de vino, una cerveza o una cantidad equivalente de otra bebida alcohólica), los hombres pueden consumir el doble. Esta diferencia está basada en numerosos estudios epidemiológicos que han demostrado que en las mujeres el nivel de consumo de alcohol a partir del cual aparecen daños orgánicos (y aumenta el riesgo de cáncer de mama) se sitúa en la mitad de la concentración que en el hombre. Las mujeres tienen una tasa menor de la enzima que degrada el alcohol a nivel hepático.

Aun así, hay que evitar el consumo diario de alcohol y procurar no beber nada 2-3 días a la semana debido al riesgo de dependencia. En cuanto a los jóvenes hay que remarcar que su sistema nervioso aún está en proceso de ma-

---

12. Se habla de hipercoagulabilidad cuando aumenta de la velocidad de coagulación de la sangre. (*N. de la T.*)

duración. Hasta que haya finalizado la mielinización del cerebro (formación y recubrimiento de las conexiones entre las neuronas), lo cual ocurre hacia los 16 años, el alcohol tiene un efecto muy tóxico, y debido a ello, los menores deberían abstenerse de consumirlo.

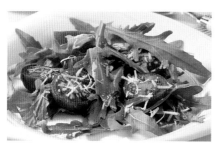

La dieta mediterránea es muy saludable.

2. Acción cardioprotectora

Se han realizado numerosos estudios para investigar el efecto del alcohol sobre el sistema cardiocirculatorio. Estos estudios se han llevado a cabo sobre todo en países mediterráneos (Italia) y en países con consumos de vino tradicionalmente elevados (Francia). Los resultados no resultan sorprendentes. De dichos estudios se concluye que cantidades moderadas de alcohol (como las anteriormente indicadas) disminuyen el riesgo de sufrir enfermedades cardiovasculares, como, por ejemplo, un infarto agudo de miocardio u otra coronariopatía isquémica. Sin embargo, hay que tener en cuenta que en los países mediterráneos la alimentación es mucho más cardiosaludable, con un elevado consumo de fruta, verdura y pescado. No queda claro hasta qué punto los beneficios se deben a la dieta mediterránea y/o al consumo de alcohol. Los autores estamos a favor de un consumo de alcohol moderado (ver cantidades recomenda-

das), sobre todo porque además contribuye al bienestar psíquico. Y de esta manera enlazamos con el tercer punto que debe tenerse en cuenta:

3. Alcohol y sistema nervioso central

En la actualidad se sabe que hay personas que tienen una tendencia innata, es decir, determinada genéticamente, a desarrollar conductas adictivas. Existen diferentes tipos de adicciones: la ludopatía, la compra compulsiva, la adicción a fármacos, las conductas obsesivo-compulsivas y entre ellas el alcoholismo. Para las personas que han superado el alcoholismo, cantidades ínfimas de alcohol, como por ejemplo unas gotas de licor añadidas a ciertos postres o un chorrito de vino, que forman parte de la receta de numerosos guisos, son extremadamente peligrosas, ya que pueden provocar una recaída. Un alcohólico rehabilitado debe ser estrictamente abstinente para el resto de su vida, objetivo que puede lograr con ayuda médica y psicológica.

A modo de resumen diremos que, a no ser que exista una patología previa o una conducta adictiva que lo contraindique, no estamos en contra de un consumo moderado de alcohol (1 copa para las mujeres, 2 para los hombres).

No se puede determinar una cantidad de alcohol exacta a partir del cual los efectos negativos prevalecen por encima de los cardioprotectores. Entre otras variables, las diferencias interindividuales en cuanto al metabolismo del alcohol son muy importantes. Tampoco se puede recomendar de forma generalizada el consumo de alcohol para la prevención del infarto de miocardio y del ictus, dado que el consumo crónico de alcohol puede tener efectos perjudiciales (daño hepático, hipertensión arterial, infarto cerebral, accidentes, riesgo de adicción, etcétera) y ejerce un efecto cancerígeno incluso con consumos moderados. Por ello, tampoco se recomienda a personas que no toman alcohol que comiencen a consumirlo debido a su efecto cardioprotector. A las personas que carecen de factores de riesgo y tienen un estilo de vida saludable no se les recomienda consumir alcohol debido a que no se espera obtener ningún beneficio adicional.

Se debe prescindir totalmente de las bebidas alcohólicas en caso de padecer hipertrigliceridemia,[13] determinadas enfermedades hematológicas, enfermedades hepáticas, insuficiencia cardíaca, pancreatitis, tener antecedentes familiares de alcoholismo, durante el embarazo y la lactancia y cuando se realizan tratamientos con medicamentos que interactúan con el alcohol.

Alcohol: ¡consumirlo con moderación!

En cuanto al tipo de alcohol, existen numerosos estudios que muestran que el factor cardioprotector se debe al elevado contenido en polifenoles del vino tinto. El vino blanco, en cambio, contiene ácido cinámico, sustancia altamente protectora frente al estrés oxidativo.

Hasta la fecha, los estudios epidemiológicos no han sabido demostrar que el vino es más cardioprotector que la cerveza o los licores y tampoco que el vino tinto es más saludable que el vino blanco. Parece ser que el efecto

---

13. Hipertrigliceridemia: niveles elevados en sangre de triglicéridos (lípidos relacionados con el metabolismo de los hidratos de carbono). (*N. de la T.*)

protector se debe al alcohol en sí. Aun así, no se recomiendan las bebidas alcohólicas de alta graduación debido a que son muy agresivas para el esófago y el estómago.

> El cerebro necesita grandes cantidades de líquido. Las bebidas ideales son el agua mineral sin gas y el té no azucarado.

Bebida neurosaludable:
té verde.

Bebidas poco neurosaludables:
Alcohol y café en exceso y todas las bebidas azucaradas.

Los hidratos de carbono: combustible para el cerebro

El cerebro realiza un trabajo duro las veinticuatro horas del día. Debido a ello consume mucha energía. Su principal fuente de energía es la unidad básica de los hidratos de carbono, la glucosa.

El cerebro consume diariamente 120 g de glucosa, lo que equivale al 60 % del requisito total del organismo. Si falla el aporte de glucosa, por ejemplo, debido a una ingesta insuficiente por ayuno voluntario o involuntario, el cerebro consigue energía mediante una vía alternativa para evitar que se dañe el tejido cerebral. A partir del tejido graso obtiene cuerpos cetónicos que son metabolizados con el fin de conseguir energía.

El cerebro no tiene la capacidad de almacenar su combustible, así que depende de su aporte continuo a través de la circulación sanguínea. De esta forma se asegura unos niveles de glucosa (glucemia) estables. Glucemias puntualmente muy elevadas o fluctuaciones importantes de la misma son muy nocivas para el cerebro. Tanto la hiperglicemia como la hipoglucemia disminuyen mucho el rendimiento intelectual. Hay estudios que demuestran que la hiperglicemia afecta incluso a la capacidad para el cálculo mental del cerebro.

La glucemia depende de los diferentes hidratos de carbono (azúcares, en el lenguaje común) que se ingieren con la alimentación:

▶ **Los hidratos de carbono simples/monosacáridos** aumentan la glucemia de forma muy rápida y a niveles muy altos. La glucosa y la fructosa son monosacáridos. La fructosa no es tan hiperglicemiante como la glucosa.

▶ **Los hidratos de carbono dobles/disacáridos** también aumentan la glucemia de forma rápida y a niveles muy altos. La sacarosa (el azúcar doméstico), la maltosa y la lactosa son todas ellas disacáridos.

▶ **Los hidratos de carbono complejos/polisacáridos** aumentan la glucemia de forma moderada y lenta, por lo que son idóneos para el organismo en condiciones normales. Tanto el almidón como la fibra alimentaria son polisacáridos.

En caso de hipoglucemia precisamos elevar los niveles de glucosa en sangre de forma rápida y eficaz. Los hidratos de carbono que se absorben muy rápidamente, como la fructosa o el azúcar doméstico, la miel, las golosinas con alto contenido en azúcar o frutas dulces como el plátano, las cerezas o las uvas (también en forma de zumos), aportan al organismo gran cantidad de glucosa de forma muy rápida. Esto puede ser útil en casos de hipoglucemia.

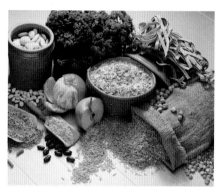

Los polisacáridos son neurosaludables.

Pero, sin embargo, es muy importante tener en cuenta que el aumento es tan rápido como breve. El aumento tan brusco de la glucemia estimula en el páncreas la liberación de una hormona, la insulina.

La insulina es la única sustancia del organismo con capacidad de disminuir la glucemia.

La insulina permite el paso de la glucosa a través de las células de los vasos sanguíneos y el transporte de glucosa al interior de las células de diversos tejidos del organismo para que desciendan los niveles de glucemia. La glucosa pasa del torrente circulatorio a las células, donde es utilizada como fuente de energía. Al mismo tiempo, la insulina se encarga de transformar el azúcar en su forma de almacenamiento en el organismo: el glucógeno. También inhibe la degradación del tejido graso y evita la transformación de la glucosa sobrante en grasas y su almacenamiento en forma de tejido graso.

Una liberación de gran cantidad de insulina provoca una caída brusca de la glucemia. La consecuencia de ello es un cansancio repentino y una disminución del rendimiento intelectual con problemas de concentración.

Alimentos que causan un aumento brusco de la glucemia	Alimentos que causan un aumento moderado de la glucemia
Harinas refinadas	Harinas integrales
Azúcar, miel, glucosa	Pan integral
Cereales altamente modificados (palomitas, copos de maíz, arroz blanco de cocción rápida)	Arroz integral, bulgur
Pan blanco, panecillos	Guisantes, legumbres, alubias, garbanzos
Alimentos y bebidas muy azucarados	Alimentos integrales
Cerveza	Soja, frutos secos
	Verduras y frutas de temporada
	Fructosa

La ingesta de polisacáridos, en cambio, aumenta la glucemia de forma lenta y moderada. Además, se mantiene estable durante un período de tiempo largo, condición importante para un elevado rendimiento físico e intelectual.

Las proteínas: potencia para el cerebro

Las proteínas están formadas por cadenas lineales de subunidades, los aminoácidos, que son responsables del metabolismo celular. Sobre todo, los llamados aminoácidos esenciales[14] son imprescindibles para el metabolismo del cerebro. Los neurotransmisores, sustancias químicas que actúan como mediadores y son liberados en las terminaciones nerviosas para pasar la información de neurona a neurona, están compuestos por aminoácidos.

Para que se pueda llevar a cabo la síntesis de neurotransmisores a partir de aminoácidos, es imprescindible la presencia en concentraciones suficientes de ácidos grasos poliinsaturados, vitaminas, minerales, oxígeno e hidratos de carbono (glucosa). Sin embargo, si la concentración de glucosa es excesiva, se libera insulina, que

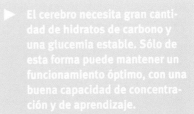

El cerebro necesita gran cantidad de hidratos de carbono y una glucemia estable. Sólo de esta forma puede mantener un funcionamiento óptimo, con una buena capacidad de concentración y de aprendizaje.

 Alimentos neurosaludables: pan integral, avena, cebada, espelta, trigo, centeno, muesli sin azúcares añadidos, arroz salvaje, arroz basmati, verdura, fruta.

 Alimentos poco neurosaludables: azúcar, golosinas, todos los alimentos y bebidas muy azucaradas, harinas muy refinadas.

---

14. Se llaman aminoácidos esenciales aquellos que precisan aportarse de forma exógena, es decir, con la alimentación, ya que el organismo no es capaz de sintetizarlos. (*N. de la T.*)

favorece el paso de aminoácidos al tejido muscular con el fin de aportarle energía. En este caso, los aminoácidos, pasan del cerebro al tejido muscular y se inhibe la síntesis de neurotransmisores.

Triptófano

A partir de este aminoácido se puede sintetizar la niacina (vitamina B$_3$), una sustancia muy importante para la piel, el tejido muscular y el sistema nervioso. Pero la gran importancia que tiene el triptófano para el cerebro se debe a que es el precursor de los neurotransmisores serotonina y melatonina. La serotonina es uno de los principales neurotransmisores del organismo y desempeña un papel crucial en el bienestar emocional del individuo. La melatonina actúa a nivel de la relajación, la inducción y el mantenimiento del sueño.

En determinadas situaciones, su paso a través de la barrera hematoencefálica puede ser bloqueado por otros aminoácidos. Ésta es la razón por la cual el paso del triptófano al cerebro puede ser interferido cuando la alimentación contiene un exceso de proteínas.

En cambio, una dieta rica en hidratos de carbono favorece el paso de triptófano a través de la barrera hematoencefálica y se incrementa la síntesis de neurotransmisores. El queso, la soja, los cacahuetes, las nueces Cashew, las lentejas, los huevos de gallina, la carne, el pescado, los copos de avena, el trigo y el arroz, son alimentos ricos en triptófano.

La tirosina

Es muy importante para el cerebro porque es un precursor de la adrenalina, la noradrenalina y la dopamina (catecolaminas). Parece ser que la tirosina mejora el cansancio.

La principal fuente de tirosina es el pescado. El triptófano y la tirosina ejercen funciones imprescindibles en numerosos procesos metabólicos del cerebro y aumentan notablemente la capacidad de concentración.

> ▶ El cerebro necesita las proteínas adecuadas para utilizarlas como elemento estructural de las neuronas y para la síntesis de neurotransmisores.

 Alimentos neurosaludables: pescado, carnes magras, huevos, productos lácteos pobres en grasa, soja, cacahuetes, sésamo, lentejas.

 Alimentos poco neurosaludables: embutidos y quesos grasos, nata, vísceras.

▶ **Importante para personas que sufren migraña:** están contraindicados los alimentos ricos en triptófano e histamina.

La fenilalanina

También se precisa para la síntesis de adrenalina, noradrenalina y dopamina. Además, mejora la capacidad de concentración y el estado de ánimo.

La colina, componente de la lecitina, se sintetiza a partir de la serina y la metionina en presencia de vitaminas que actúan como cofactores. La colina es, además, precursor de la acetilcolina, otro neurotransmisor de gran importancia y sin el cual no se puede llevar a cabo el almacenamiento ni la recuperación de información en el cerebro.

Especialmente en casos de fallos de memoria poco importantes se ha mostrado la

Aminoácidos importantes para el cerebro

Aminoácido	Precursor de	Alimentos que lo contienen
Triptófano	**Serotonina** *Función:* mejora la capacidad de concentración, la atención y la memoria. Mejora el estado de ánimo, la sensación de bienestar y la capacidad de relajarse **Melatonina** *Función:* inducción del sueño	Queso, soja, cacahuetes, nueces Cashew, lentejas, huevos de gallina, carne, copos de avena, trigo y arroz
Fenilalanina, Tirosina	**Catecolaminas** *Función:* atención, actividad, vigilancia	Leche y productos lácteos, pescado, carne, legumbres
Serina, Metionina	**Colina ➔ acetilcolina** *Función:* almacenar y recuperar información a nivel cerebral	Cereales, verdura, frutos secos, hígado, carne

utilidad de una suplementación de la dieta con preparados de lecitina. Hasta el año 2004 no se publicó un estudio científico en el que finalmente se pudo demostrar que la administración continuada de lecitina mejora de forma estadísticamente significativa diversos indicadores de la memoria.

Los aminoácidos lisina y asparagina también incrementan el rendimiento intelectual.

Las personas que sufren migraña deben ser muy cautelosas. Tienen que abstenerse de tomar cualquier alimento que contenga triptófano y/o histamina.

Con esta sola excepción, son muy saludables los alimentos ricos en triptófano, como, por ejemplo, los copos de avena, el muesli, el salvado de trigo, las legumbres, el sésamo, las pipas de girasol y el pescado. Otros alimentos ricos en triptófano no son tan recomendables debido a su elevado contenido en aminas biógenas y ácido araquidónico, por ejemplo, algunos tipos de queso de pasta prensada (parmesano, emmental, edam, manchego, etcétera) y la carne.

Las grasas

Hoy en día las grasas tienen muy mala fama. Contribuyen de forma importante al aporte de calorías y su consumo excesivo representa un factor de riesgo para muchas enfermedades. No obstante, no todas las grasas son iguales.

Las grasas saturadas que se encuentran en los alimentos de origen animal y en la grasa de coco son muy poco saludables. Lo mismo ocurre con los llamados ácidos grasos trans. Éstos se encuentran de forma natural en la grasa butírica (porción grasa de leche) de los rumiantes y se pueden formar a partir de ácidos grasos in-

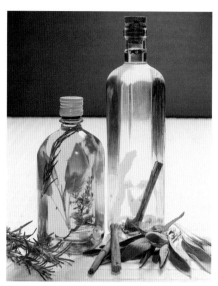

Recomendamos utilizar aceites vegetales en vez de grasa de origen animal.

saturados durante el proceso de solidificación de grasas mediante hidrogenación (por ejemplo, para obtener mantequilla o margarina) y cuando el aceite o las grasas se exponen a temperaturas muy elevadas. Una modificación en su estructura química hace que sean aún más nocivas para el organismo humano que los ácidos grasos saturados. Elevan el colesterol-LDL (el colesterol «malo») y disminuyen el colesterol-HDL (el colesterol «bueno»). Otro de sus efectos nocivos es que tienen la capacidad de unirse a la membrana celular, con lo que se modifica la superficie externa de la célula y se interfiere el transporte de nutrientes a este nivel. Ensayos con animales han mostrado que una alimentación rica en ácidos grasos trans favorece la aparición de dificultades de aprendizaje debido a que, entre otros efectos indeseables, desencadenan reacciones de tipo inflamatorio a nivel cerebral. Alimentos ricos en ácidos grasos trans son por ejemplo, las hamburguesas y las patatas fritas, pero también muchos productos de pastelería y de bollería, como los cruasanes y los donuts. Los efectos nocivos de los ácidos grasos saturados y los ácidos grasos trans son parecidos; estos últimos son aún peores para el organismo, pero, en cambio, se absorben en menor proporción.

Utilizar siempre grasas insaturadas.

Las grasas insaturadas cumplen funciones muy importantes para el organismo y, en especial, para el cerebro. Son esenciales, como las vitaminas y algunos aminoácidos, lo que significa que el cuerpo no las sabe sintetizar y que dependemos de su aporte mediante la alimentación. Su importancia radica en que son componentes estructurales de las membranas y responsables de la transmisión de información a

▶ El cerebro necesita un aporte de grasas adecuadas para garantizar una transmisión de información fluida

Alimentos muy neurosaludables: Salmón, caballa, arenque, atún, nueces, espinacas, lentejas, verdolaga, aceite de germen de maíz, aceite de cacahuetes, aceite de pepitas de uva, aceite de soja.

Alimentos poco neurosaludables: Grasa de coco, manteca de cerdo, todas las grasas animales, embutidos grasos, leche y derivados lácteos ricos en grasa, nata, nata líquida, alimentos rebozados y/o fritos, vísceras, marisco, alimentos ricos en ácidos grasos trans, como hamburguesas, patatas fritas y bollería industrial.

nivel neuronal. Los ácidos grasos insaturados tienen un papel fundamental en la prevención de la ateroesclerosis y sus consecuencias, como, por ejemplo, una disminución aguda o crónica del riego sanguíneo a nivel cerebral. La ateroesclerosis no sólo afecta a los vasos cerebrales, sino también a la totalidad del sistema cardiocirculatorio. Un paso importantísimo en cuanto a la adquisición de hábitos de vida saludables es introducir un cambio en la alimentación y sustituir los ácidos grasos saturados por ácidos grasos insaturados.

El cerebro está compuesto por gran cantidad de grasa estructural que no se metaboliza ni tras períodos largos de ayuno.

De especial interés son los ácidos grasos poliinsaturados. La grasa estructural del cerebro esta compuesta casi en su totalidad de ácidos grasos poliinsaturados. Éstos son de vital importancia para el desarrollo del cerebro durante la infancia. Los **ácidos grasos omega-3, los dos ácidos grasos poliinsaturados de cadena larga, el ácido eicosapentaenoico (EPA) y el ácido docosahexaenoico (DHA)** ya intervienen durante el embarazo en el desarrollo de la inteligencia del feto. Las algas contienen concentraciones muy elevadas de ellos y a través de las mismas pasan al pescado. Los peces de agua fría, por ejemplo, el salmón y el arenque, tienen concentraciones especialmente elevadas. En cambio, si estos peces se crían en piscifactoría, con poca libertad de movimiento, la concentración baja a niveles similares a la de los demás pescados. Cuando las dimensiones de la piscifactoría permite que los peces puedan moverse lo suficiente, estos animales tendrán concentraciones de estos ácidos grasos similares a las de sus congéneres que viven en completa libertad.

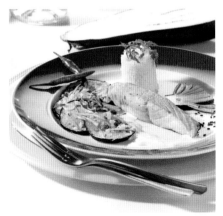

El salmón contiene grandes cantidades de ácidos grasos omega-3.

Disponemos de gran cantidad de datos que avalan que alimentarse con pescado que contenga ácidos grasos poliinsaturados de cadena larga omega-3 reduce significativamente el riesgo de sufrir un ictus (tanto isquémico como hemorrágico). Dicho riesgo disminuye en proporción indirecta con el consumo de pescado. Para las personas a las que no les gusta el pescado, la buena noticia es que con comerlo tan sólo de 1 a 3 veces al mes ya disminuye el riesgo de ictus.

Estudios llevados a cabo con animales muestran que el consumo de ácidos grasos omega-3 protege al cerebro frente al estrés oxidativo. También se ha observado que los depósitos de proteína amiloide, característicos de la enfermedad de Alzheimer, incrementan el estrés oxidativo, por lo que consumen mayores cantidades de ácidos grasos omega-3 con el fin de proteger al cerebro. De esta forma se crea un círculo vicioso: cuando se consumen mayores cantidades de ácidos grasos omega-3 se incrementa aún más el estrés oxidativo.

El **ácido alfa-linolénico** también forma parte de los ácidos grasos omega-3. Cuando el aporte es muy abundante, este ácido graso omega-3 de cadena corta, el ácido alfa-linolénico, se puede convertir en un ácido graso de cadena larga, una sustancia de gran valor para el organismo. El ácido alfa-linolénico no influye en el nivel de colesterol pero en cambio baja el nivel de triglicéridos. Encontramos concentraciones elevadas del ácido alfa-linolénico en los aceites de linaza, soja y nueces.

Muy valiosos son también los **ácidos grasos poliinsaturados linoleico y gamma-linolénico.** Ambos son ácidos grasos omega-6. Son especialmente útiles cuando sustituyen a ácidos grasos saturados en la alimentación. En este caso pueden reducir mucho el nivel de colesterol. Los ácidos grasos omega-6 no pueden ser transformados en ácidos grasos omega-3 en nuestro organismo, ya que no disponemos de las enzimas necesarias.

El ácido graso linoleico se encuentra en nueces, espinacas, lentejas y en los aceites de germen de maíz, cártamo, cacahuete, soja y pepitas de uva. Concentraciones elevadas de ácido graso gamma-linolénico se encuentran en los aceites de semillas de borraja y de onagra.

Las vitaminas, imprescindibles para el cerebro

Las vitaminas son esenciales para el funcionamiento del organismo. No hay ninguna vitamina superflua y el déficit de una vitamina determinada conlleva toda una serie de trastornos específicos. El complejo de vitaminas B cumple múltiples funciones a nivel cerebral, por lo que popularmente se las conoce como «las vitaminas para los nervios».

El nombre ya indica la importancia que tienen estas sustancias. Las vitaminas son imprescindibles para la vida (*vita*) y contienen nitrógeno (*amin*). La ausencia de vitaminas en la alimentación provoca estados carenciales. Las vitaminas intervienen en prácticamente todos los procesos químicos de nuestro organismo. Influyen en nuestra vitalidad, en el bienestar general, estimulan el crecimiento, la regeneración celular y refuerzan el sistema inmune. Con excepción de la vitamina D, el organismo no tiene capacidad de sintetizar ni de almacenar vitaminas. Debido a ello tenemos que ingerirlas de forma regular, en pequeñas cantidades, con la alimentación. El déficit de una sola vitamina ya genera importantes desarreglos en nuestro organismo.

En cuanto a su nomenclatura, por regla general no se utiliza el término químico, sino que se las identifica mediante letras y números: vitamina A, vitamina C, vitamina B_1, vitamina B_6, etcétera. Suponemos que se han identificado todas las vitaminas existentes.

Cada una de las vitaminas, igual que los minerales, participa en algún proceso metabólico del cerebro. Son necesarias para la síntesis de los neurotransmisores, los procesos metabólicos energéticos y, además, protegen al cerebro frente al daño oxidativo de los radicales libres.

Vitamina A y provitamina A

La vitamina A forma parte de las vitaminas liposolubles. Actúa a nivel del crecimiento, la reproducción y la piel.

Además, es indispensable para la visión. Desempeña una función muy importante en el proceso de transformación de la energía lumínica en impulsos eléctricos que serán propagados por el sistema nervioso. Durante el proceso de visión, consumimos constantemente vitamina A.

La vitamina A sólo se encuentra en alimentos de origen animal. Los vegetales contienen únicamente precursores de la vitamina A, el beta-caroteno y unos 300 carotenoides más.

Así pues, la vitamina A es esencial para los procesos de división celular y de crecimiento, para la visión y para el sistema inmune. Tanto la vitamina A como los carotenoides tienen un gran poder antioxidante. El beta-caroteno, junto con la vitamina E, disminuyen la oxidación del colesterol-LDL y protegen al organismo frente a la ateroesclerosis. Los carotenoides son eficaces reductores de la lipooxidación y potencian la acción de todos los antioxidantes endógenos y exógenos.

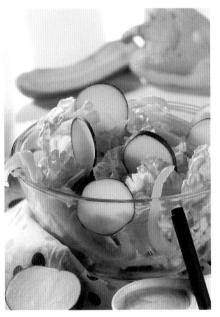

Una buena ensalada variada aporta grandes cantidades de vitaminas.

Alimentos ricos en vitamina A: hígado, mantequilla y queso.
Alimentos ricos en carotenoides: algas, menta, perejil, zanahorias, espinacas, remolacha, col, albaricoques, berros, brócoli y melón.

Vitamina E

Es un importante antioxidante. Está presente en la membrana de prácticamente todas las células y actúa protegiéndolas frente a la lipooxidación. Cuando está presente en el organismo, tiene en cantidades suficientes y también previene la oxidación del colesterol. Para que la vitamina E ejerza toda su eficacia como elemento protector, precisa regenerarse continuamente y, para ello, necesita la vitamina C. También la

coenzima Q_{10} y todos los carotenoides tienen la capacidad de proteger, a su vez, a la vitamina E y preservar su eficacia. Por sí sola, la vitamina E no es capaz de reducir el riesgo de padecer ateroesclerosis.

En el cerebro, la vitamina E protege a las neuronas de los procesos de oxidación. Esto explica que se le atribuya ser un factor protector frente a enfermedades neurodegenerativas como la enfermedad de Alzheimer o la enfermedad de Parkinson.

Alimentos ricos en vitamina E: todos los aceites vegetales, verduras de crecimiento lento como las zanahorias, la col, verduras de hojas verde claro o verde muy intenso como la lechuga francesa y todos los frutos secos.

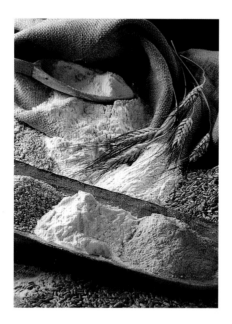

Vitaminas del complejo B

Las vitaminas del complejo B, que actúan a nivel del cerebro, la médula espinal y el sistema nervioso periférico, son la B_1 (tiamina), la B_9 (ácido fólico), la B_6 (piridoxina) y la B_{12} (cobalamina).

Un déficit de cada una de estas vitaminas provoca enfermedades orgánicas y lesiones nerviosas específicas.

Las consecuencias pueden ser diversas, desde alteraciones sensitivas en las extremidades superiores y/o inferiores, alteraciones de la marcha o trastornos en las funciones motoras finas, hasta alteraciones en la coordinación y fallos graves de las funciones neuronales, trastornos de la atención o incluso alteraciones del estado de la conciencia.

Por consiguiente, todo estudio de un trastorno neurológico debe de incluir siempre una determinación de los niveles de vitamina B en sangre.

La vitamina B_1 (tiamina)

Desempeña un papel importante en el metabolismo de los neurotransmisores. Un déficit leve de esta vitamina provoca cansancio, estados depresivos, fallos de memoria y dificultades de concentración.

Una disminución del 20 % de la concentración de vitamina B_1 causa alteraciones graves en las funciones cerebrales.

Alimentos ricos en vitamina B_1: cereales integrales, copos de avena, germen de trigo, pipas de girasol, legumbres, frutos secos pero también la carne de cerdo. Según la alimentación que haya recibido el animal, su concentración de vitamina B_1 puede ser incluso diez veces superior a la de otros tipos de carne.

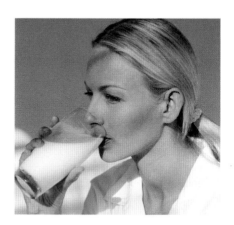

Vitamina B_6 (piridoxina)

La vitamina B_6 participa en más de cien reacciones enzimáticas del organismo. Es esencial para la síntesis de los neurotransmisores en el cerebro. Junto con la vitamina B_{12} y el ácido fólico son responsables de que la proteína cisteína no se transforme en homocisteína, una sustancia muy perjudicial para el organismo.

Alimentos ricos en vitamina B$_6$: prácticamente todos los alimentos de origen animal y vegetal. En concentraciones elevadas se encuentra en la carne de pollo y de cerdo, pescado, diversos vegetales, patatas y cereales integrales.

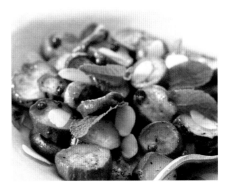

Vitamina B$_{12}$ (cobalamina)

Interviene en el metabolismo de la homocisteína y contribuye al catabolismo de esta sustancia tóxica. La vitamina B$_6$ y la vitamina B$_{12}$ intervienen en la producción de células sanguíneas y en la síntesis de mielina, la capa protectora de las neuronas del cerebro y de la médula espinal. Además, es un antioxidante.

Alimentos ricos en vitamina B$_{12}$: prácticamente todos los alimentos de origen animal, como hígado, carne, pescado, huevos, leche. Únicamente se encuentra en alimentos de origen vegetal cuando éstos han sido sometidos a un proceso de fermentación mediante microorganismos, como, por ejemplo, la col fermentada.

Ácido fólico

El déficit de ácido fólico se asocia a múltiples síntomas neurológicos (véase tabla). De todos ellos, los más graves son la depresión y la pérdida de memoria progresiva. Desgraciadamente, sucede a menudo que pacientes que sufren estas enfermedades

no son sometidos a los análisis pertinentes, con lo que no se diagnostica el déficit de ácido fólico. Esta omisión tiene graves consecuencias para el paciente. La administración de ácido fólico es una forma muy sencilla de paliar un trastorno que si no se trata evoluciona muy desfavorablemente.

El déficit de ácido fólico es responsable de muchas enfermedades neurológicas.

En la actualidad disponemos de amplia documentación científica que demuestra que el déficit de ácido fólico causa numerosas enfermedades neurológicas. Vamos a comentarlas de forma detallada.

Los casos de déficit de ácido fólico por causas congénitas son muy poco frecuentes. En general, se debe a una alimentación con un aporte insuficiente o a un aumento en los requisitos del organismo, como podría ser la administración de determinados fármacos, como, por ejemplo, los antiepi-

Alimentos ricos en ácido fólico: espinacas, lechuga, espárragos, cereales, tomates, pepinos, hígado.

lépticos o durante el embarazo. La administración de antiepilépticos no sólo está indicada para el tratamiento de la epilepsia, sino también para el dolor crónico, con muy buenos resultados. Es, pues, un grupo de fármacos de prescripción relativamente frecuente. Entre sus efectos secundarios está descrita la disminución en la concentración de ácido fólico a nivel cerebral y en sangre periférica y, por tanto, anemia. Clínicamente se manifiesta con una serie de síntomas neurológicos, en especial estados depresivos y pérdida de memoria.

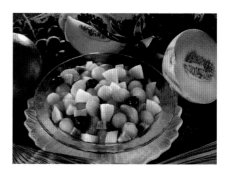

Déficit de ácido fólico

Enfermedades originadas por déficit de ácido fólico congénito (neonatos y niños)
Retraso en el desarrollo
Retraso mental
Trastornos de la marcha
Trastornos de la conducta
Ataques epilépticos
Polineuropatía

Enfermedades causadas por déficit de ácido fólico adquirido (adultos)
Trastornos psiquiátricos 1. Depresión (muy frecuente) 2. Pérdida de memoria – demencia 3. Atrofia cerebral
Anemia
Polineuropatía

Otras causas de déficit de ácido fólico son el abuso crónico de alcohol, así como las dietas adelgazantes en las que se administran medicamentos estimulantes (psicótropos) y enfermedades crónicas que provocan malnutrición. Queremos hacer hincapié en el hecho de que son situaciones graves para el paciente y que pueden tener fácil solución si se manejan correctamente, es decir, si se incluye una determinación de ácido fólico en sangre en el proceso diagnóstico. Estudios realizados en unidades psiquiátricas muestran que de un 8 a un 33 % (según autores) de los pacientes padecen un déficit de ácido fólico. Este porcentaje tan elevado, que podría llegar a afectar a uno de cada tres pacientes, corrobora la gran importancia que tiene el correcto aporte de ácido fólico y, repetimos, detectar y corregir su déficit.

Disponemos también de estudios que demuestran que niveles bajos de ácido fólico durante el embarazo aumentan de forma significativa el riesgo del feto de padecer malformaciones congénitas del sistema nervioso (espina bífida, por ejemplo).

La evidencia científica avala que la profilaxis con 400 µg de ácido fólico al día si se inicia de forma precoz o incluso antes del embarazo, disminuye de forma significativa el riesgo de padecer esta anomalía.

Vitamina C

Tiene, junto con la vitamina E, un papel muy importante en la degradación de radicales libres, productos metabólicos nocivos para el organismo. Estos compuestos oxigenados lesionan las neuronas y causan un funcionamiento cerebral defectuoso. Por ello es muy importante la presencia de ciertas sustancias, los llamados antioxidantes, que capturan a los radicales libres. Los *antioxidantes* capturan a los radicales libres, uniéndose a ellos para posteriormente proceder a su eliminación del organismo. La vitamina C tiene, pues, la función de proteger a las células. Independientemente de ello, la vitamina C es una de las sustancias indispensables para que el sistema inmune sea competente en la defensa frente a agentes infecciosos. Además, interviene en la transformación de triptófano en el neurotransmisor serotonina.

> **Alimentos ricos en vitamina C:** la fruta fresca, en especial los cítricos, la verdura, el escaramujo, el espino amarillo, el perejil y los berros.

Los minerales y los elementos traza

Son nutrientes muy importantes para nuestro organismo. Además, tienen la capacidad de mejorar el rendimiento a nivel cerebral. Son imprescindibles para la vida y deben aportarse por medio de la dieta, ya que el organismo humano no sabe sintetizarlos.

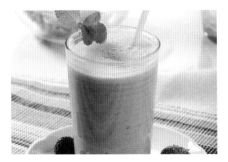

Calcio

Es una sustancia esencial para mantener la estructura de los vasos sanguíneos, con lo que de él depende la correcta irrigación de los nervios. Además, actúa a nivel de la liberación de los neurotransmisores y es imprescindible para una correcta transmisión de la información a lo largo del sistema nervioso. También se le atribuye un papel potenciador de la capacidad de aprendizaje.

> **Alimentos ricos en calcio:** leche y productos lácteos, semillas de amapola, higos, sésamo, nueces, legumbres, soja, harinas integrales, germen de trigo, copos de avena, hortalizas verdes y perejil.

Hierro

Su función principal en el organismo humano es el transporte de oxígeno. Además, es un componente esencial de enzimas con propiedades antioxidantes. Asimismo, interviene en la síntesis de hormonas (la tiroxina, por ejemplo) y a nivel cerebral en la síntesis de neurotransmisores.

El déficit de hierro disminuye la capacidad de concentración y la memoria. Ambas alteraciones aparecen siempre conjuntamente con anemia, la enfermedad que con mayor frecuencia se asocia al déficit de hierro. Se caracteriza por una disminución del rendimiento tanto a nivel físico como intelectual. La percepción de la debilidad causada por la anemia varía mucho de un individuo a otro.

En un niño de 12 a 18 meses de edad, la anemia por déficit de hierro puede tener secuelas tardías que no van a desaparecer nunca, ni con la administración de hierro en fases más avanzadas de su vida. En las personas mayores es frecuente que no se diagnostique el déficit de hierro y que la sintomatología que presentan se atribuya erróneamente a una demencia.

La carne roja garantiza un buen aporte de hierro.

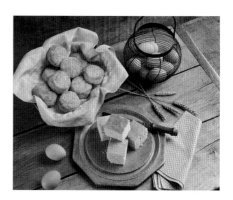

El hierro procedente de alimentos de origen vegetal, como los cereales y las verduras se aprovecha sólo en un 10% mientras que si es de origen animal, este porcentaje aumenta hasta un 30%. Si se combinan alimentos de origen animal y vegetal, se duplica el aprovechamiento del hierro. Su absorción en el tracto gastrointestinal se puede aumentar mediante la ingesta de vitamina C, frutas y proteínas de origen ani-

mal. En cambio, el café, el té, la leche y los derivados lácteos la disminuyen debido a su contenido en oxalatos, fitatos o tanatos. También el calcio y el zinc reducen el paso del hierro del intestino al organismo.

Zinc

Es un componente importante de muchas enzimas e interviene en más de 100 reacciones químicas del metabolismo humano. Interviene en mecanismos específicos que protegen al organismo frente a las acciones nocivas de los radicales libres. Actúa también en otras áreas, de forma que el déficit de zinc contribuye a la aparición de depresiones, conductas violentas, hiperactividad y problemas de aprendizaje.

Los alimentos de origen vegetal son más pobres en zinc que los de origen animal y su aprovechamiento es menor. En los cereales, el zinc se encuentra en la parte más externa, por lo que se recomienda consumir cereales integrales.

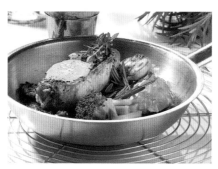

¡Disfrutar de vez en cuando de un buen entrecot es sano!

Alimentos ricos en hierro: carne roja, pipas de calabaza, sésamo, soja, mijo, semillas de amapola, piñones, germen de trigo, avena, eneldo, perejil, cebada, lentejas, espinacas, berros, soja y judías blancas.

Alimentos ricos en zinc: germen de trigo, semillas de amapola, sésamo, pipas de calabaza, carne, huevos, leche, queso, pescado, zanahorias, pan integral y patatas.

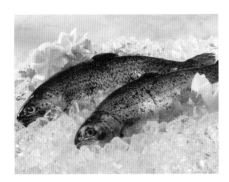

Yodo

No es sólo un componente de la hormona tiroidea, sino también un importante antioxidante. Ejerce su efecto mediante dos mecanismos de acción: lleva a cabo su función antioxidante de forma directa a nivel de los lípidos en la sangre e indirecta mediante la activación de sistemas enzimáticos antioxidantes e hipolipemiantes.

Tener niveles de yodo significativamente bajos durante el embarazo puede causar graves problemas al feto. El cretinismo neurológico se diagnostica en los primeros años de la vida del niño, se asocia a una deficiencia de yodo durante el embarazo y se caracteriza por retraso mental, retardo en el crecimiento corporal, rigidez muscular, convulsiones, sordomudez, síndrome de hiperactividad o déficit de atención.

Si a ello se añade un déficit de selenio, puede sufrir cretinismo mixedematoso,

Alimentos ricos en yodo: sal suplementada con yodo, pescado de agua salada (salmón, solla, bacalao, arenque, fletán, atún), pescado de agua dulce crudo (sushi), espinacas, alga roja, algas, agua suplementada con yodo y huevos.

con retraso mental, enanismo, mixedema, estrabismo y múltiples afectaciones de las funciones psicofísicas. En la actualidad, esta patología ya sólo la encontramos en países en vías de desarrollo.

Sodio

Es de extrema importancia para numerosos procesos metabólicos del cerebro y de todo el organismo. Las enfermedades, poco frecuentes, que causan una pérdida aguda y masiva de sodio pueden causar daño en determinadas sustancias del tronco cerebral, de tal magnitud que el paciente entre en coma e incluso puede causarle la muerte. Se da, por ejemplo, en casos de abuso muy grave y continuado de alcohol sin ingesta de alimentos ni vitaminas. Estos casos acostumbran a precisar tratamiento en una unidad de cuidados intensivos. La falta de sodio produce cansancio, apatía, confusión y pérdida de la memoria reciente.

En condiciones normales no hace falta suplementar la alimentación, ya que la sal de cocina (cloruro sódico) está compuesta por sodio. Si se sala la comida en exceso y se consumen alimentos ricos en sal, es fácil que su aporte sea excesivo y cause hipertensión arterial. La cantidad máxima de sal de cocina recomendada es de 5 g/día.

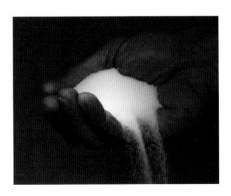

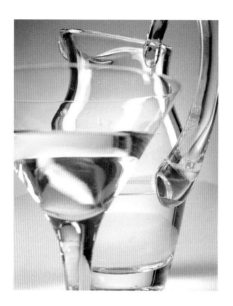

El agua del grifo contiene pocos minerales, es preferible consumir agua mineral sin gas.

Magnesio

Es especialmente importante para el metabolismo energético y, por ello, esencial para el cerebro. Hay que tener en cuenta que en las situaciones de estrés aumentan los requerimientos de magnesio. El consumo de magnesio puede ser extraordinariamente elevado cuando se beben grandes cantidades de alcohol y cuando se hace mucho deporte. El déficit de magnesio causa trastornos del sueño, alteraciones de la concentración y nerviosismo. El aporte de magnesio es especialmente importante para las personas que padecen migraña.

> **Alimentos ricos en magnesio:**
> cereales, frutos secos, frutas desecadas, pipas de calabaza, agua mineral rica en magnesio.

Fósforo

Desempeña un papel fundamental en el metabolismo energético. Sus funciones son el transporte, el almacenamiento y la utilización de la energía procedente de la alimentación. El fósforo se encuentra en muchos alimentos y también se utiliza en forma de ácido fosfórico y fosfato como aditivo alimentario.

> **Alimentos ricos en fósforo:**
> embutidos, carne, queso, frutos secos, legumbres, fruta y verduras.

Cobre

Es especialmente importante debido a que forma parte de las enzimas que neutralizan a los radicales libres, sustancias tóxicas para el organismo. Su déficit causa enfermedades neurológicas, debilidad y cansancio.

> **Alimentos ricos en cobre:**
> pescado, cereales, frutos secos, chocolate, caco, té verde, café, hortalizas verdes.

Boro

Posiblemente desempeñe funciones importantes para el metabolismo cerebral, pero en la actualidad no se conoce con exactitud a qué nivel actúa. Lo que sí está comprobado es que un leve déficit de boro causa rápidamente trastornos importantes a nivel cerebral, por ejemplo, alteraciones a nivel de la atención y también de la memoria.

> **Alimentos ricos en boro:**
> fruta, verdura, frutos secos.

Otras sustancias protectoras

Aparte de los nutrientes específicos para el cerebro existen muchas otras sustancias que cumplen con la función de protegerlo. Algunas provienen de las plantas (sustancias bioactivas o metabolitos de compuestos procedentes de las plantas) y tienen un efecto antioxidante, con lo que protegen al cerebro frente al estrés oxidativo.

En la actualidad aún se desconoce con exactitud su concentración óptima y en qué medida pasan al cerebro a través de la barrera hematoencefálica. Los antioxidantes de origen vegetal más importantes son:

Los ácidos fenólicos se encuentran en frutas del bosque, manzanas, cítricos, lechugas, patatas, frutos secos, té verde y negro.

Los flavonoides se encuentran en la uva, las frutas del bosque, los cítricos, el apio, las cebollas, las manzanas, la col, los tomates, las berenjenas, las semillas de soja, el tofu, los cereales integrales, el cacao, el chocolate negro, etcétera.

Los inhibidores de las proteasas se encuentran en cereales integrales y en las legumbres.

Los fitoestrógenos en la soja y productos elaborados con ella, así como en las granadas, el trébol rojo, las legumbres, los cereales integrales, la col y la linaza.

El sulfuro se encuentra en gran cantidad en las cebollas, las cebollas tiernas, los puerros, el cebollino y, sobre todo, en el ajo.

El ácido fítico es una sustancia que se encuentra sobre todo en los cereales integrales, los aceites vegetales y las legumbres.

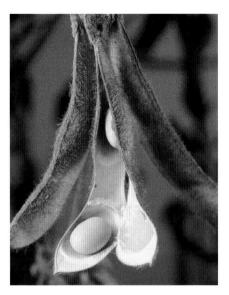

Lecitina procedente de la semilla de soja.

También **la cúrcuma,** un colorante natural amarillo que se utiliza sobre todo para elaborar el curry, aumenta la producción de antioxidantes endógenos. Disponemos de un estudio en el que se demuestra que la cúrcuma protege en especial a las neuronas y previene la demencia.

La quercetina es un pigmento natural que se encuentra en alimentos vegetales como la cebolla, el membrillo (sobre todo debajo y en la piel de la fruta), la manzana, el vino tinto y el té rooibos. Es un capturador de radicales libres muy eficaz y protege al cerebro frente a múltiples enfermedades.

Lecitina y colina

También la lecitina es de especial importancia para el cerebro. Pertenece a las falsas vitaminas o vitaminoides, sustancias que tienen características parecidas a las vitaminas. A diferencia de las vitaminas, los vitaminoides pueden ser sintetizados por el organismo humano. La lecitina está compuesta por dos ácidos grasos y la colina. Ésta forma parte de la acetilcolina, un neurotransmisor del cerebro extraordinariamente importante para la transmisión de los impulsos nerviosos. Además, forma parte de enzimas responsables del metabolismo del colesterol, por lo que tiene un papel fundamental en la prevención de la ateroesclerosis.

Por su composición, forma parte de los fosfolípidos, sustancias de gran importancia para el metabolismo de la totalidad del organismo humano. El contenido en fosfolípidos de un órgano está en relación directa con la importancia del mismo. Las concentraciones más elevadas las encontramos en la médula espinal y, en segundo lugar, en el cerebro.

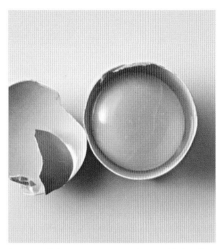

La yema de huevo aporta grandes cantidades de lecitina

yema no pueda ser absorbido a nivel del intes-tino, por lo que es eliminado en su totalidad con las heces. La leyenda de que los huevos de gallina aumentan el nivel de colesterol en sangre ha sido demostrada como falsa por un gran número de estudios científicos serios.

Una alimentación pobre en lecitina causa enfermedades graves como, por ejemplo, alteraciones de la función renal, hígado graso, e hipercolesterolemia. El déficit de lecitina también se ha asociado a la pérdida de la memoria.

La lecitina estimula la capacidad de concentración.

En la industria alimentaria se utiliza como emulgente de las grasas. Se encuentra como aditivo en numerosos alimentos, dado que permite mezclar sustancias como el aceite y el agua, que se repelen. La lecitina se ha clasificado como E 322 y se encuentra en alimentos preparados como mayonesa, salsas, margarina, pan, bollería, chocolate, helados, postres y en la alimentación infantil.

Los huevos (yema de huevo), la levadura, la soja, el germen de trigo, los copos de avena, la carne y el pescado contienen lecitina en cantidades elevadas. La lecitina procedente de la yema de huevo es la responsable de que el colesterol de la

El componente más importante de la lecitina es la colina, el precursor del neurotransmisor acetilcolina. El déficit de este neurotransmisor está relacionado con muchas enfermedades neurológicas. Tam-

Alimentos ricos en lecitina:
yema de huevo, levadura, soja, germen de trigo, avena, carne y pescado.

bién la colina puede ser sintetizada por el organismo a partir de aminoácidos, vitamina B_{12} y ácido fólico, siempre y cuando éstos estén disponibles en concentraciones adecuadas. Si la dieta no contiene estas sustancias en cantidades suficientes surgen problemas en la síntesis de colina. Los cereales, la verdura y los frutos secos contienen mucha colina. También los alimentos de origen animal como el hígado y la carne son ricos en colina.

Estudios científicos han demostrado que la lecitina y la colina actúan en las funciones del cerebro a nivel del almacenamiento de información (= memoria reciente). En pacientes con demencia se ha constatado una mejoría de la capacidad de retención de información reciente cuando se suplementa su dieta con colina y lecitina.

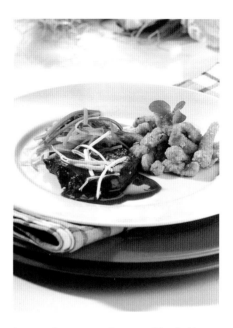

La carne de ternera es rica en carnitina, lecitina, hierro, zinc, vitamina B_6, ácido pantoténico, nicotinamida y aminoácidos.

Carnitina

También puede ser sintetizada por nuestro organismo. Para ello, precisa los aminoácidos lisina y metionina y vitamina C y B_6, niacina y hierro. La principal función de la carnitina es facilitar el paso de los lípidos al interior de la célula, donde son metabolizados sin que por ello aumente la lipolisis. También interviene en la síntesis de acetilcolina. Cuál es exactamente el mecanismo mediante el cual la carnitina mejora la función cerebral sigue siendo motivo de discusión.

La principal fuente de carnitina es la carne de cordero, pero la de ternera y de cerdo también aportan cantidades considerables, así como los productos lácteos. Los alimentos de origen vegetal apenas contienen carnitina. Los vegetarianos deben asegurarse una ingesta rica en hierro y en metionina, ya que su dieta es muy pobre en carnitina y corren el riesgo de sufrir un déficit.

Asimismo, hay que evitar un aporte exógeno excesivo, ya que en este supuesto el organismo inhibe la síntesis de carnitina. Tras cuatro semanas de una ingesta superior a 5 g de carnitina, el organismo deja de sintetizarla.

La tabla de la página siguiente muestra cómo determinados alimentos mejoran el rendimiento del cerebro.

Alimentos ricos en carnitina:
carne de cordero, de ternera y de cerdo y productos lácteos.

Tabla que muestra cómo determinados alimentos mejoran el rendimiento del cerebro

Nutriente	Mecanismo de acción/ función	Alimentos que lo contienen
Concentración		
Hidratos de carbono	Suministran glucosa para el aporte de energía	Cereales, fruta, verdura
Líquidos	Transporte de nutrientes, parte constituyente del cerebro y las neuronas	Agua mineral, infusiones no azucaradas, té verde
Hierro	Transporte de oxígeno, metabolismo de los neurotransmisores	Carnes rojas, pipas de calabaza, sésamo, harina de soja, mijo, semillas de amapola, piñones, germen trigo, avena, eneldo, perejil, levadura, copos de avena, espinacas, soja, alubias, berros brócoli, lentejas
Clorofila	Transporte de oxígeno	Plantas verdes, lechuga, hierbas aromáticas frescas, espinacas, ortigas, algas, aceitunas
Tirosina	Precursor de adrenalina, noradrenalina, dopamina	Carne, pescado, productos lácteos
Triptófano	Precursor de la serotonina	Queso, soja, cacahuetes, nueces Cashew, trigo, lentejas, huevos, carne, pescado, copos de avena, arroz
Vitamina B$_1$	Metabolismo de neurotransmisores	Cereales integrales, copos de avena, pipas de girasol, legumbres, frutos secos, carne de cerdo
Magnesio	Metabolismo energético	Cereales, frutos secos, frutas desecadas, semillas de calabaza
Boro		Fruta, verdura, frutos secos
Cafeína en pequeñas dosis	Estimulación del sistema nervioso central y liberación de adrenalina	Café, té negro, té verde
Memoria		
Fenilalanina	Precursor de noradrenalina y adrenalina, dopamina	Soja, queso, cacahuetes, germen de trigo, almendras, atún, carne de ternera, trucha, requesón
Vitamina B$_1$	Metabolismo de los neurotransmisores	Cereales integrales, avena, pipas de girasol, legumbres, nueces, carne de cerdo
Lecitina	Precursor de acetilcolina	Yema de huevo, levadura, soja, carne, pescado

Nutriente	Mecanismo de acción/ función	Alimentos que lo contienen
Capacidad de aprendizaje		
Calcio	Transmisión de información	Leche y derivados lácteos, semillas de amapola, higos, sésamo, soja, piñones, nueces, cereales integrales, brócoli, germen de trigo, copos de avena, verduras de hoja verde, legumbres, perejil
Yodo		Sal yodada, pescado de mar, macroalga, alga, espinacas, huevos
Hidratos de carbono	Suministra glucosa para el aporte de energía	Cereales, fruta, verdura
Hierro	Transporte de oxígeno, metabolismo de los neurotransmisores	Carnes rojas, pipas de calabaza, sésamo, harina de soja, mijo, semillas de amapola, piñones, germen trigo, avena, eneldo, perejil, levadura, copos de avena, espinacas, brócoli, lentejas, soja, alubias, berros
Clorofila	Transporte de oxígeno	Plantas verdes, lechuga, hierbas aromáticas frescas, espinacas, ortigas, algas, aceitunas
Líquidos	Transporte de nutrientes, parte constituyente del cerebro y las neuronas	Agua mineral, infusiones no azucaradas, té verde
Recuperación de información		
Tirosina	Precursor de adrenalina, noradrenalina, dopamina	Carne, pescado, productos lácteos
Serina, metionina	Precursor de acetilcolina	Pescado, pavo, pollo, soja ternera, nueces Cashew, germen de trigo, brócoli, guisantes, espinacas, pan integral, patatas
Transmisión de información		
Ácidos grasos omega-3	Componente estructural de las membranas	Pescados grasos
Zinc	Componente de los enzimas	Germen de trigo, semillas de amapola, sésamo, pipas de calabaza, carne, huevos, leche, queso, pescado, zanahorias, pan integral, patatas
Atención		
Tirosina	Precursor de adrenalina, noradrenalina, dopamina	Carne, pescado, productos lácteos

Nutriente	Mecanismo de acción/ función	Alimentos que lo contienen
Almacenamiento de información		
Serina, metionina	Precursor de acetilcolina	Pescado, pavo, pollo, soja ternera, nueces Cashew, germen de trigo, brócoli, guisantes, espinacas, pan integral, patatas
Relajación		
Triptófano	Precursor de la serotonina	Queso, soja, cacahuetes, nueces Cashew, lentejas, huevos, carne, pescado, copos de avena, trigo, arroz
Rendimiento intelectual		
Hidratos de carbono	Suministra glucosa para el aporte de energía	Cereales, fruta, verdura
Líquidos	Transporte de nutrientes, parte constituyente del cerebro y las neuronas	Agua mineral, infusiones no azucaradas, té verde
Hierro	Transporte de oxígeno, metabolismo de los neurotransmisores	Carnes rojas, pipas de calabaza, sésamo, harina de soja, mijo, semillas de amapola, piñones, germen de trigo, avena, eneldo, perejil, levadura, copos de avena, espinacas, brócoli, lentejas, soja, alubias, berros
Lisina	Precursor de metionina	Leche y derivados lácteos, huevo, atún, ternera, cerdo, soja, germen de trigo, lentejas, pollo, cacahuetes
Asparagina	Función celular	Espárragos

Cómo alimentarse para optimizar el funcionamiento del cerebro

Para que el cerebro funcione de forma óptima es muy importante que todos los macro y micronutrientes estén disponibles en las cantidades y proporciones óptimas.

Pequeños déficits, que por lo demás pasan desapercibidos, tienen repercusiones importantes a nivel del funcionamiento cerebral. Cuando el aporte de un nutriente es ligeramente insuficiente, se realizan las funciones básicas, pero el rendimiento es algo menor, disminuye la capacidad de aprendizaje, la memoria empieza a fallar, etcétera.

Hay dos razones básicas para que se produzca un déficit de nutrientes:

1. Aumento en el requisito de los nutrientes

En determinadas situaciones de la vida (crecimiento, embarazo, lactancia, personas mayores, etcétera), debido al estilo de vida (tabaquismo, deporte) o por las condiciones del entorno (exposición a sustancias tóxicas del medio ambiente), aumentan los requisitos de determinados nutrientes.

2. Alimentación incorrecta

Las prisas de la vida moderna repercuten de forma muy negativa en nuestra manera de alimentarnos. Compramos alimentos o comidas preparadas que podemos consumir con rapidez, pero que debido a su composición y/o la forma en que fueron elaborados pueden ser muy pobres en cuanto al valor nutricional para el cerebro.

> Incluso **pequeños déficits** de determinados nutrientes causan una disminución del rendimiento cerebral y de la protección del cerebro frente a sustancias nocivas.

Vamos a poner tres ejemplos para ilustrar lo fácil que es caer en el error de alimentarse de forma deficitaria. Especialmente frecuente es un aporte insuficiente de vitaminas y/o minerales. Sólo con añadir determinados alimentos neurosaludables conseguimos un aporte correcto de todos los nutrientes necesarios. En los siguientes ejemplos se pone en evidencia que los menús tradicionales de toda la vida no contienen todos los nutrientes requeridos para el buen funcionamiento del cerebro. En cada caso proponemos menús alternativos que incluyen algunos platos cuya elaboración se explica en el capítulo «Recetas» y que aportan todos los nutrientes necesarios para un rendimiento óptimo a nivel físico y mental y que, además, tienen la capacidad de proteger al cerebro frente a sustancias nocivas.

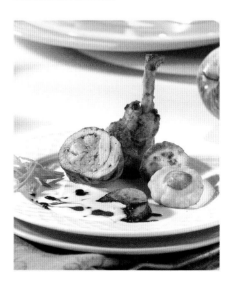

Ejemplo 1

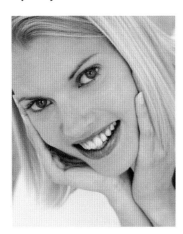

Una **mujer joven de 30 años** desayuna cada mañana pan con mermelada. Le gusta mucho la pasta y a media mañana siempre come una pieza de fruta. A la hora de la merienda acostumbra a comer unos bombones de chocolate y para cenar un yogur y un bocadillo pequeño de pan integral. Siempre acompaña la pasta con una ensalada.

A primera vista parece una alimentación sana debido al consumo de fruta, ensalada y productos lácteos. Si se analiza a fondo su dieta, se pone en evidencia una falta de nutrientes y un exceso de grasas no recomendables y de hidratos de carbono simples.

Si sustituye el panecillo con mermelada por muesli, los espaguetis carbonara por lasaña integral y los bombones de chocolate por orejones, su alimentación será mucho más saludable para el cerebro (neurosaludable).

Ejemplo típico de menú poco saludable para el cerebro

Desayuno
Café con leche y azúcar
Pan blanco con mantequilla y mermelada
1/8 l de zumo de naranja

Tentempié
1 manzana

Comida
Espaguetis carbonara con ensalada variada
1/2 l agua mineral

Merienda
3 bombones de chocolate

Cena
1 bocadillo integral
1 yogur de frutas

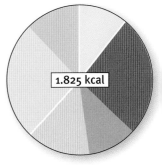

1.825 kcal

☐ **Proteínas** 48 g (11 % de la energía total)
Lípidos, total: 102 g (51 % de la energía total)
▉ Ácidos grasos saturados: 49 g
▨ Ácidos grasos poliinsaturados: 20 g
☐ Ácidos grasos monoinsaturados: 26 g
Hidratos de carbono, total: 175 g (50 % de energía total)
☐ H de C complejos
▨ «Azúcar»: 52 g

Menú alternativo neurosaludable

Desayuno
Té verde
Muesli de cereales con frutas del bosque*
1/8 l de zumo de naranja

Tentempié
1 manzana

Comida
Lasaña integral de verduras* con ensalada variada
1/2 l de agua mineral sin gas

Merienda
1 plátano

Cena
Pan integral con embutido de pavo
2 tomates en ensalada
1 yogur de fruta desnatado
Para picar entre horas:
3 orejones

Véase capítulo Recetas

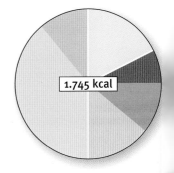

1.745 kcal

☐ **Proteínas 75 g** (32 % de la energía total)
Lípidos, total 61 g (32 % de la energía total)
▉ Ácidos grasos saturados: 11 g
▨ Ácidos grasos poliinsaturados: 20 g
☐ Ácidos grasos monoinsaturados: 26 g
Hidratos de carbono, total: 213 g (50 de la energía total)
☐ H de C complejos
▨ «Azúcar»: 45 g

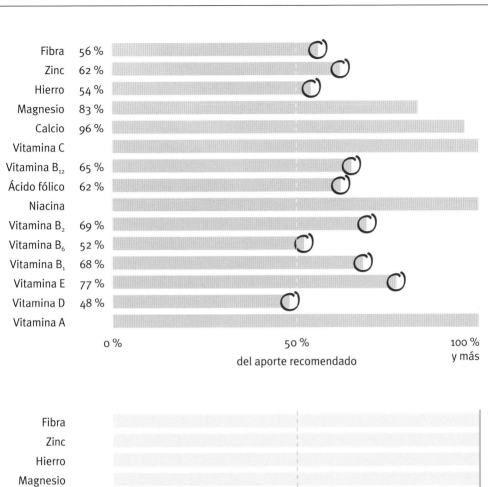

Fibra	56 %	
Zinc	62 %	
Hierro	54 %	
Magnesio	83 %	
Calcio	96 %	
Vitamina C		
Vitamina B$_{12}$	65 %	
Ácido fólico	62 %	
Niacina		
Vitamina B$_2$	69 %	
Vitamina B$_6$	52 %	
Vitamina B$_1$	68 %	
Vitamina E	77 %	
Vitamina D	48 %	
Vitamina A		

0 %   50 %   100 %
y más

del aporte recomendado

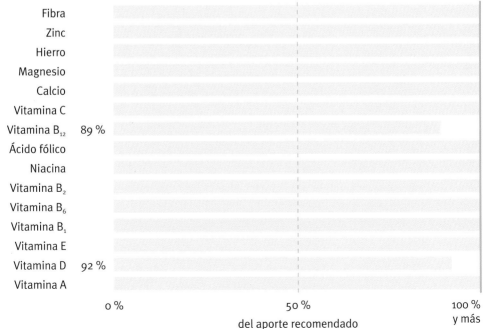

Fibra		
Zinc		
Hierro		
Magnesio		
Calcio		
Vitamina C		
Vitamina B$_{12}$	89 %	
Ácido fólico		
Niacina		
Vitamina B$_2$		
Vitamina B$_6$		
Vitamina B$_1$		
Vitamina E		
Vitamina D	92 %	
Vitamina A		

0 %   50 %   100 %
y más

del aporte recomendado

Ejemplo 2

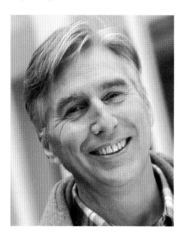

Varón de 60 años al que le gusta la comida tradicional. A media tarde acostumbra a tener hambre y se toma un café con una pieza de bollería, a ser posible rellena de chocolate o crema. Para desayunar come dos cruasanes con mantequilla y le encanta cenar pan con todo tipo de embutidos. La comida que le gusta es muy rica en grasas, sobre todo de origen animal. Su ingesta es rica en colesterol (casi el doble de lo permitido) y baja en fibra, calcio, ácido fólico, vitamina A, vitamina D y magnesio.

Si desayuna muesli, come pescado al mediodía y merienda por ejemplo, un trozo de *strudel* con fresones, su alimentación será mucho más neurosaludable. Y si además sustituye los embutidos ricos en grasa por embutido de pavo y queso fresco, el aporte de todos los nutrientes importantes con excepción de la vitamina D está cubierto. Para sintetizar suficiente vitamina D basta con estar cada día un rato al aire libre.

Ejemplo típico de menú poco saludable para el cerebro

Desayuno
Café con leche y azúcar
2 cruasanes con mantequilla

Comida
Escalopa a la milanesa con patatas fritas
1/2 l de cerveza

Merienda
Café con leche y azúcar
1 pieza de bollería rellena de chocolate

Cena
Ensaladilla alemana con embutido y huevo
Pan negro*
1/2 l de cerveza

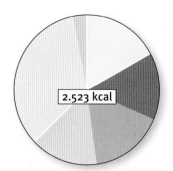

2.523 kcal

☐ **Proteínas:** 98 g (17 % de la energía total)
Lípidos, total: 114 g (46 % de la energía total)
■ Ácidos grasos saturados: 33 g
▨ Ácidos grasos poliinsaturados: 38 g
▨ Ácidos grasos monoinsaturados: 34 g
Hidratos de carbono, total : 211 g (37 % de l energía total)
☐ H de C complejos
▨ «Azúcar»: 15,5 g

Menú alternativo neurosaludable

Desayuno
Café con leche
Muesli de copos de cereales integrales con manzana**

Comida
Perca frita con salsa de remolacha y tallarines con hierbas aromáticas y cebollas tiernas**
1/2 l de agua mineral

Merienda
Café con leche
Strudel de fresones con *coulis* de fresones**

Cena
Embutido de pavo, queso magro o fresco
1 pimiento rojo o verde en tiras
1 rebanada de pan de cereales con nueces**
1 yogur de fruta
1 quinto de cerveza

** *Véase* capítulo Recetas

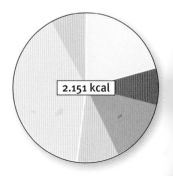

2.151 kcal

☐ **Proteínas:** 107 g (21 % de la energía total)
Lípidos, total: 69 g (31 % de la energía total)
■ Ácidos grasos saturados: 16 g
▨ Ácidos grasos poliinsaturados: 30 g
▨ Ácidos grasos monoinsaturados: 17 g
Hidratos de carbono: 241 g (48 % de la energía total)
☐ H de C complejos
▨ «Azúcar»: 39 g

---

* El pan negro, también llamado Pumpernickel, es un pan tradicional alemán que, entre otras cosas, se caracteriza por ser muy denso, estar cortado en rebanadas finas y ser hipercalórico; la composición de los cereales varía según la región (N. de la T.)

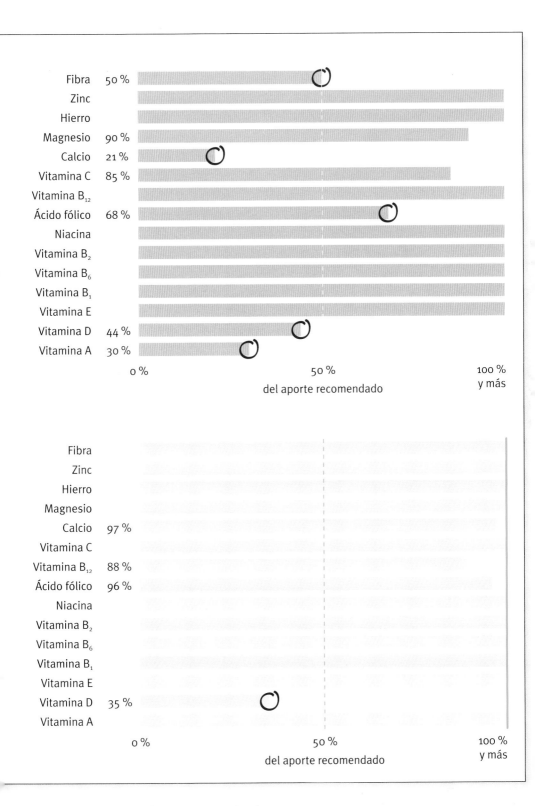

Fibra	50 %
Zinc	
Hierro	
Magnesio	90 %
Calcio	21 %
Vitamina C	85 %
Vitamina B$_{12}$	
Ácido fólico	68 %
Niacina	
Vitamina B$_2$	
Vitamina B$_6$	
Vitamina B$_1$	
Vitamina E	
Vitamina D	44 %
Vitamina A	30 %

0 %   50 %   100 %
del aporte recomendado   y más

Fibra	
Zinc	
Hierro	
Magnesio	
Calcio	97 %
Vitamina C	
Vitamina B$_{12}$	88 %
Ácido fólico	96 %
Niacina	
Vitamina B$_2$	
Vitamina B$_6$	
Vitamina B$_1$	
Vitamina E	
Vitamina D	35 %
Vitamina A	

0 %   50 %   100 %
del aporte recomendado   y más

Ejemplo 3

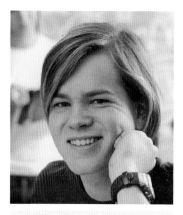

Adolescente de 17 años al que le encanta el *fast food*, las hamburguesas, las patatas fritas, el chocolate, salchichas tipo Frankfurt gigantes, patatas fritas chips de bolsa, refrescos, etcétera. Este tipo de alimentación es excesivamente graso, rico en hidratos de carbono simples y deficitario en vitaminas y minerales.

También en este caso desayunar muesli comporta un cambio muy positivo en la alimentación. La hamburguesa con patatas fritas se puede sustituir por pan integral con embutido de pavo y/o queso. Si tiene hambre entre comida y comida puede comer un plátano o una barrita de cereales. Para cenar proponemos un trozo de carne o pescado acompañado de verduras hechas en el wok y arroz basmati. El aporte calórico es suficiente para saciar el hambre y aporta todos los nutrientes en cantidades más que suficientes. Esta alternativa neurosaludable es algo deficitaria en vitamina D por lo que se le recomienda estar cada día un rato al aire libre (la luz natural estimula su síntesis).

Ejemplo típico de menú poco saludable para el cerebro

Desayuno
Café con leche y azúcar
1 panecillo con mermelada

Comida
2 hamburguesas *big size*
Patatas fritas, porción grande
1/2 l de Coca-Cola

Merienda
1 tableta de chocolate

Cena
1 bocadillo con una salchicha tipo Frankfurt gigante
1/2 l de refresco de limón
1 bolsa grande de patatas chips

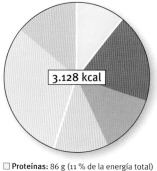

3.128 kcal

☐ **Proteínas:** 86 g (11 % de la energía total)

Lípidos, total : 151 g (44 % de la energía tota...
◼ Ácidos grasos saturados: 61 g
▨ Ácidos grasos poliinsaturados: 39 g
☐ Ácidos grasos monoinsaturados: 35 g

Hidratos de carbono, total: 348 g (45 % de energía total)
☐ H de C complejos
▨ «Azúcar»: : 103 g

Menú alternativo neurosaludable

Desayuno
Té verde
Muesli de cereales con frutos del bosque*

Comida
4 rebanadas de pan de cereales con nueces*
80 g de embutido de pavo
80 g de queso
1 naranja

Merienda
1 plátano
1 barrita de muesli

Cena
Pechuga de pavo a la plancha y wok de verduras picantes con arroz basmati*
1 manzana

* *Vease* capítulo Recetas

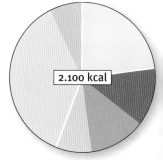

2.100 kcal

☐ **Proteínas:** 119 g (23 % de la energía tota...

Lípidos, total: 74 g (33 % de la energía tota...
◼ Ácidos grasos saturados: 26 g
▨ Ácidos grasos poliinsaturados: 27 g
☐ Ácidos grasos monoinsaturados: 16 g

Hidratos de carbono, total: 228 g (44 % de energía total)
☐ H de C complejos
▨ «Azúcar»: 38 g

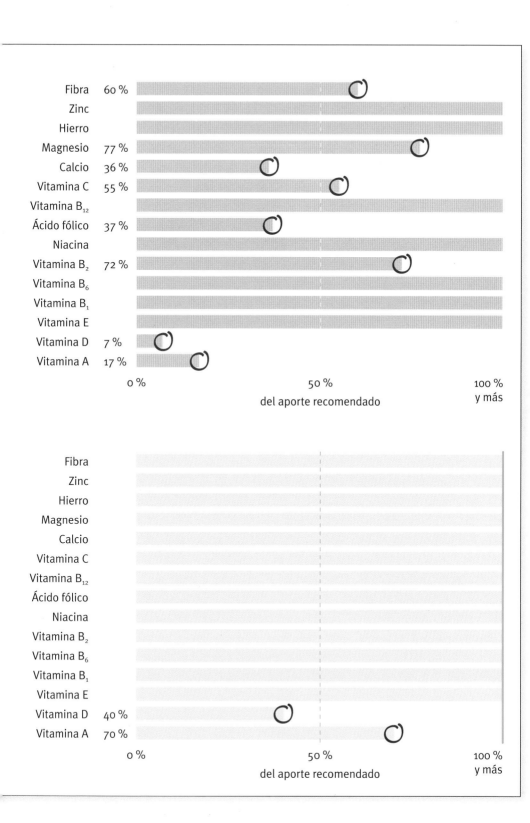

Fibra 60 %
Zinc
Hierro
Magnesio 77 %
Calcio 36 %
Vitamina C 55 %
Vitamina B$_{12}$
Ácido fólico 37 %
Niacina
Vitamina B$_2$ 72 %
Vitamina B$_6$
Vitamina B$_1$
Vitamina E
Vitamina D 7 %
Vitamina A 17 %

0 %   50 %   100 %
                              y más
del aporte recomendado

Fibra
Zinc
Hierro
Magnesio
Calcio
Vitamina C
Vitamina B$_{12}$
Ácido fólico
Niacina
Vitamina B$_2$
Vitamina B$_6$
Vitamina B$_1$
Vitamina E
Vitamina D 40 %
Vitamina A 70 %

0 %   50 %   100 %
                              y más
del aporte recomendado

Brainfood
alimentos neurosaludables

Brainfood o alimentos neurosaludables son todos aquellos alimentos que tienen un efecto favorable en alguna función cerebral, como, por ejemplo, la atención o la capacidad de concentración y que contienen compuestos que protegen al cerebro frente a sustancias nocivas. Actualmente tenemos abundante evidencia acerca del hecho de que una alimentación correcta ejerce una influencia favorable en el funcionamiento de los sistemas de autorregulación hormonal, la síntesis de neurotransmisores y la integridad de los mecanismos de las membranas celulares. Lo que comemos influye en nuestra salud mental y en el rendimiento intelectual. Como cualquier otro tipo de alto rendimiento, también el intelectual requiere una alimentación especialmente cuidada. Y no sólo se trata de lo que comemos, sino también en qué cantidad, con qué frecuencia y cómo preparamos los alimentos.

Ya desde la antigüedad, el ser humano ha procurado mejorar su inteligencia con la ayuda de determinados alimentos, incluso con recetas mágicas y secretas. Las nueces se comían debido a que la forma del fruto se parece a las circunvoluciones cerebrales. Los estudiantes comen grandes cantidades de nueces y frutos secos.[15] A los niños se les da mucha avena[16] para que de mayores sean muy listos. Estos ejemplos de sabiduría popular aplicada a la alimentación, ¿tienen alguna base científica? ¿Se trata de historias populares que no tienen fundamento o resulta que determinados alimentos pueden influir en nuestro rendimiento intelectual y proteger al cerebro frente a sustancias nocivas? Hoy en día conocemos el mecanismo de acción de las sustancias contenidas en determinados alimentos imprescindibles para el buen funcionamiento cerebral. Muchos alimentos contienen cantidades considerables de estas sustancias activas y protectoras y, por ello, las llamamos *brainfood* (alimento para el cerebro) o alimentos neurosaludables.

---

15. En alemán, los frutos secos también reciben el nombre de *Studentenfutter*, que significa literalmente «comida para estudiantes». (*N. de la T.*)
16. La avena hervida forma parte de la alimentación tradicional infantil en Alemania y Austria. (*N. de la T.*)

Principales alimentos neurosaludables

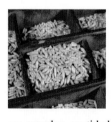

La avena

La avena es un cereal muy importante para el cerebro y el sistema nervioso periférico. Contiene grandes cantidades de vitaminas del complejo B, magnesio, colina y aminoácidos esenciales, por ejemplo, tirosina. Dado que es un precursor de la dopamina, la tirosina es una de las principales sustancias neurosaludables. La avena propicia el bienestar psicofísico, el rendimiento intelectual y protege frente al impacto de los abundantes estresores de la vida moderna.

Los frutos secos

Los frutos secos contienen grandes cantidades de ácidos grasos poliinsaturados, vitamina E y una concentración muy elevada de vitaminas del complejo B. Por ello, son considerados alimentos neurosaludables por excelencia. Aumentan la

Principales alimentos neurosaludables

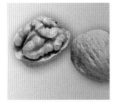

capacidad de concentración y de aprendizaje, mejoran la memoria y la función de las neuronas en general. Los cacahuetes, las almendras y las nueces también contienen ácido fólico. Las almendras tienen una elevada concentración de vitamina E. De todos los frutos secos, las nueces tienen la mayor concentración de ácidos grasos ¡pero también muchas calorías!

El muesli

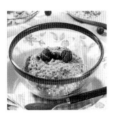

El muesli es un gran aliado para mantener el cerebro en plena forma. Se han publicado estudios en los que se demuestra que un desayuno rico en fibra contribuye a que seamos más felices, tengamos un mejor rendimiento intelectual global y una resistencia al estrés más elevada. Después de tan sólo una semana de desayunar cada día muesli ya se aprecia una disminución del cansancio.

Pescado

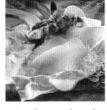

El pescado, en especial el de mar, rico en grasas, es un alimento muy valioso para el cerebro. Contiene concentraciones elevadas de ácidos grasos omega-3. Éstos son esenciales para el correcto funcionamiento del cerebro, tienen un efecto antiinflamatorio y favorecen la regeneración de las neuronas.

La espelta

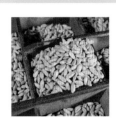

Como todos los cereales integrales, la espelta contiene gran cantidad de vitaminas, minerales y elementos traza. Los brotes de espelta son ricos en grasas que refuerzan la mielina de las neuronas y estabilizan su estructura.

La soja

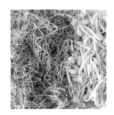

La soja es una auténtica maravilla de la naturaleza; contiene grandes cantidades de lecitina, muchos aminoácidos esenciales necesarios para la síntesis de neurotransmisores y una composición de ácidos grasos muy saludable. La proteína procedente de la soja reduce los niveles de colesterol. Contiene, además, fitoestrógenos. Algunos estudios apuntan la posibilidad de que los fitoestrógenos podrían evitar la formación de los depósitos de proteínas característicos de la enfermedad de Alzheimer.

Las manzanas

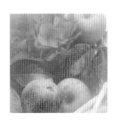

Las manzanas tienen un gran potencial antioxidante. Contienen una elevada proporción de vitamina C ligada a otros compuestos, más activa que la vitamina C libre. La parte interior de la piel de la manzana es rica en quercetina, una sustancia que protege a las neuronas frente a los radicales libres. El consumo habitual de manzanas es una buena manera de prevenir las enfermedades neurodegenerativas como el Alzheimer y el Parkinson.

Reglas básicas para una alimentación neurosaludable

1. Comer con regularidad

El cerebro necesita un aporte constante de energía, ya que no tiene un sistema para almacenarla. La circulación sanguínea se hace cargo del aporte de «combustible» suministrando glucosa. Por ello es tan importante tener un nivel de glucemia estable, que se consigue mediante la ingesta de hidratos de carbono complejos procedentes de la fruta, la verdura y los cereales integrales. De esta forma, el cerebro es alimentado como si dijéramos «gota a gota». Los hidratos de carbono simples, como el azúcar, pasan a la sangre de forma muy rápida pero poco duradera, generando picos muy altos (hiperglucemia) que caen abruptamente (hipoglucemia). Ambos extremos, la hiperglucemia y la hipoglucemia son perjudiciales para la salud, lo que se manifiesta mediante la sensación de gran cansancio.

2. ... y poca cantidad

Como dice el dicho: «Después de comer, ni un sobre leer». Después de comidas muy copiosas, el organismo precisa gran cantidad de energía para hacer la digestión. Ésta es la razón por la que después de una comilona nos sentimos perezosos, somnolientos y muy poco dispuestos a realizar un trabajo intelectual. Como dice el refrán, no somos capaces de leer ni un sobre y más vale que descansemos. La alternativa es comer poco y a menudo.

3. Comer a las horas adecuadas

Si escogemos bien las horas de comida podemos incrementar nuestro rendimiento y la capacidad de concentración. Es de gran importancia distribuir correctamente las comidas a lo largo del día para optimizar nuestro rendimiento.

Un buen desayuno aumenta el rendimiento durante la mañana, y si se toma un tentempié a media mañana, se mantiene hasta el mediodía. Una comida ligera al mediodía previene la somnolencia postingesta, como ya hemos comentado. La merienda aporta la suficiente energía para mantener el rendimiento hasta la hora de la cena. ¡Comer cinco veces al día es lo ideal!

Para aquellas personas que no quieren o pueden comer a menudo, es especialmente importante escoger cuidadosamente los alimentos para poder mantener la actividad cerebral durante toda la jornada. Por ejemplo, si se desayuna muesli y se va bebiendo agua mineral de forma regular y en abundancia, se podrá mantener bien la concentración hasta el mediodía. En cambio, las personas que no desayunan o desayunan alimentos incorrectos tienen un mal nivel de rendimiento matutino.

4. Escoger bien la composición de los alimentos

Una comida con una elevada proporción de cereales complejos favorece el equilibrio emocional y la capacidad de concentración. Desayunar muesli o pan integral son las dos mejores opciones para el desayuno, en especial si precisamos que nuestro cerebro rinda al máximo durante toda la mañana, como, por ejemplo, en casos de examen o de una reunión importante.

En estas situaciones es importante evitar las «bombas» de azúcar: el chocolate, la fructosa, los cafés y las bebidas muy azucaradas. Estos alimentos provocan un incremento vertiginoso de la glucemia, lo que a su vez estimula la liberación de grandes cantidades de insulina en un intento del organismo de regular la glucemia. El resultado es que al cabo de unos 20 minutos los niveles de glucosa vuelven a estar bajos y el rendimiento intelectual también. Así que hay que abstenerse de tomar zumos muy azucarados antes o durante un examen o situación similar. Una comida rica en proteínas estimula la atención y la concentración. Las comidas ricas en grasas, en cambio, producen somnolencia. El tentempié y/o merienda ideal son frutas y verduras: manzanas, peras, plátanos, etcétera aportan una cantidad adecuada de energía pero sobre todo nutrientes muy valiosos.

5. Consumir alimentos variados

Alimentar bien al cerebro implica una alimentación variada. Si comemos diferentes tipos de alimentos nos aseguramos de que nuestra ingesta aporte todos los nutrientes que necesitamos.

6. Prepararlos correctamente

Preparar bien los alimentos es como mínimo tan importante como escogerlos adecuadamente. Muchas sustancias se degradan con la luz y/o en contacto con el oxígeno, y no resisten cocciones muy largas o temperaturas muy elevadas. Además, es siempre preferible comer frutas y verduras de temporada y que no hayan estado almacenadas durante mucho tiempo. Preparar los alimentos de forma adecuada implica evitar la utilización excesiva de grasas. Freír y rebozar los alimentos no es nada saludable para el cerebro.

7. Consumir mucha verdura y fruta

Una elevada ingesta de verdura y fruta protege al organismo frente al cáncer y las enfermedades cardiovasculares y también reduce de forma significativa el riesgo de padecer un ictus. Las personas que no comen ni fruta ni verdura tienen un riesgo mucho más elevado de tener un ictus, con independencia de otros factores de riesgo como la edad, el peso y el sexo. La verdura, además,

tiene un efecto muy beneficioso sobre el rendimiento intelectual. El consumo regular de verdura disminuye un 50 % el riesgo de padecer la enfermedad de Alzheimer. La verdura contiene vitaminas (ácido fólico, antioxidantes) y otras sustancias de origen vegetal muy valiosas para el cerebro.

8. Escoger grasas neurosaludables

El cerebro necesita grasas especiales como por ejemplo, los ácidos grasos poliinsaturados, en especial, los ácidos grasos omega-3. Las grasas de origen animal y la grasa de coco (típica de la cocina asiática) contienen una elevada proporción de ácidos grasos saturados que no aportan nada al cerebro y, en cambio, aumentan de forma notable los niveles de colesterol. Se recomienda utilizar grasas de origen vegetal (aceite de oliva) y de pescado.

9. Importante: beber agua en abundancia

¡Ya podemos hacer la dieta más neurosaludable del mundo, que si no bebemos suficiente agua no nos va a servir de nada! El consumo de líquidos, preferiblemente agua mineral, se ha de repartir a lo largo del día. Si alguien no desayuna (lo cual va a disminuir mucho su rendimiento intelectual), al menos debería de empezar el día con una bebida. A los niños no sólo hay que prepararles un tentempié para tomar a media mañana sino también una bebida.

En cuanto al café, hay que tener en cuenta que aumenta momentáneamente el rendimiento, pero no lo mantiene, y en cantidades excesivas incluso lo disminuye.

Las bebidas y los refrescos ricos en azúcar elevan drásticamente la glucemia, pero al cabo de poco tiempo los niveles caen con la misma rapidez y aparece cansancio.

En todos los grupos de alimentos hay representantes de alimentos neurosaludables

En la siguiente tabla se puede observar la gran variedad de alimentos neurosaludables que están a nuestro alcance. Todos ellos se caracterizan por contener:

- ▶ precursores importantes de los neurotransmisores
- ▶ sustancias imprescindibles para la síntesis de los neurotransmisores
- ▶ fuentes de energía eficientes
- ▶ sustancias necesarias para un metabolismo energético de alto rendimiento
- ▶ elementos estructurales específicos
- ▶ sustancias protectoras específicas

Grupos de alimentos	Alimentos neurosaludables
Verduras	Todas, en especial: brócoli, coliflor, col, pimientos verdes y rojos, col lombarda, tomates, hinojo, espinacas, pepinos, puerros, ajo, cebollas, espárragos, guisantes, hortalizas de hoja verde
Fruta	Toda, pero especialmente: manzanas, moras, grosellas, frambuesas, saúco, fresas, plátanos, albaricoques, cítricos, uva negra, granadas, kiwis, ciruelas, piña, mango
Cereales	Cereales integrales (sobre todo avena y espelta), arroz integral y basmati, bulgur, germen de trigo, copos de cereales (avena y espelta)
Pescado	Todo tipo de pescado pero especialmente: salmón, atún, sardinas, arenques
Carne	Carnes magras: pavo (sin piel), pollo (sin piel), carne de cerdo y ternera magra, caza
Leche y derivados	Productos desnatados: leche, yogur, queso fresco bajo en grasa
Grasas y aceites	Aceite de oliva
Legumbres	Soja y productos elaborados a base de soja (harina de soja, soja germinada, tofu, etcétera) lentejas, alubias
Semillas/frutos secos	Nueces, cacahuetes, almendras, pistachos, pipas de girasol, pipas de calabaza, sésamo, semillas de amapola
Especias/hierbas aromáticas	Perejil, cebollino, estragón, berro hortelano, romero, albahaca, tomillo, pimienta, pimienta de cayena, guindilla, curry
Otros	Cacao, té verde, té rooibos

Consejos para situaciones con requerimientos nutricionales especiales

Debido a que, como ya sabemos, la alimentación influye en el rendimiento del cerebro, es importante repartir correctamente los alimentos a lo largo del día en función de las actividades que realizamos. Por supuesto, hay que tener en cuenta las preferencias y las costumbres individuales.

No obstante, existen ciertas reglas básicas que deberían respetarse. De la misma manera que una ingesta muy calórica causa pereza y dificulta el estudio, un aporte calórico insuficiente impide que el cerebro funcione «a todo gas».

Un buen desayuno para empezar bien el día

Comer demasiado dificulta la concentración pero la falta de aporte de «combustible» tiene el mismo efecto.

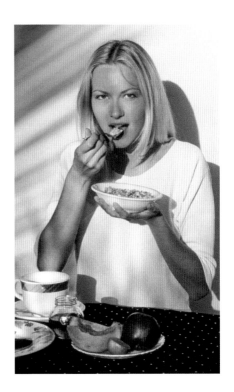

Un buen desayuno tiene el mismo resultado en el organismo humano que cambiar unas pilas gastadas por unas nuevas a un instrumento eléctrico. Desayunar alimentos que contengan hidratos de carbono adecuados (cereales y fruta) mantiene la glucemia en niveles óptimos y constantes y aporta, además, vitaminas y minerales.

Cuanto mayor sea la proporción de carbohidratos saludables del desayuno, tanto mejor será el rendimiento intelectual durante la mañana. Los cereales contienen, además, vitamina B_1, la cual influye en gran medida en la capacidad de concentración. Si el desayuno incluye una pequeña cantidad de proteína (por ejemplo, queso bajo en grasa, yogur o leche desnatada), contribuimos a la síntesis de neurotransmisores, lo que repercute favorablemente en la atención y favorece una actitud activa y positiva.

En resumen, un desayuno neurosaludable está constituido por cereales, fruta y productos lácteos desnatados. Tomar muesli o pan integral con queso son las dos mejores opciones.

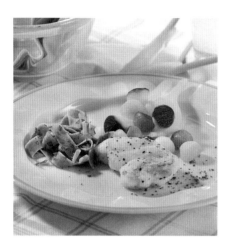

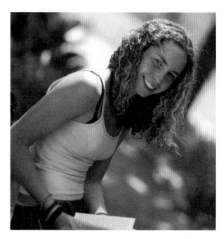

Una buena comida para una buena prevención del «bajón» de la tarde

La comida debe aportar los nutrientes necesarios para llegar hasta la noche con buen rendimiento. A partir de las 9:00 horas empieza a descender el rendimiento, que alcanza su punto más bajo hacia las 15:00 horas. Si se toma una comida muy rica en calorías, sobre todo si es rica en grasas, el sopor será muy intenso y se precisará cantidades elevadas de café para volver a «poner en marcha» el cerebro.

Es preferible una comida más ligera, rica en proteínas y pobre en grasas. Así que prescindiremos de los fritos, rebozados, salsas con mucha grasa, mayonesas, etcétera. Una buena comida está compuesta por pescado o carne magra cocinada a la plancha, ensalada o verdura y arroz o pasta integral.

Buenos alimentos para estudiar bien

Estudiar implica procesar y almacenar información. Para rendir al máximo no sólo hay que ir intercalando pausas en las horas de estudio, sino que también es preciso suplementar la dieta habitual. Los alimentos ideales son combinaciones de cereales integrales con fruta o productos lácteos con fruta. Hay que evitar tomar comidas pesadas, ya que disminuyen la capacidad de concentración. El mejor aporte de energía para optimizar la capacidad de concentración se obtiene a partir de platos a base de cereales integrales y verduras y todo tipo de pasta integral, siempre y cuando no vayan acompañadas de salsas ricas en grasas. En períodos de exámenes la ingesta debe ser rica en hidratos de carbono. Los cereales integrales, además, contienen vitaminas del complejo B.

Ligera, rica en proteínas

Ricos en hidratos de carbono

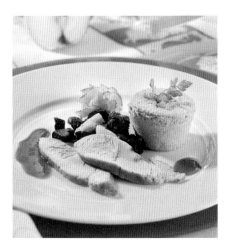

El día del examen: buenos alimentos para un buen examen

Muchas personas no pueden comer el día del examen, ya que el miedo les quita el apetito. A pesar de ello, se debe desayunar bien. Pero si el miedo es tan intenso que no se puede comer nada porque no se tiene hambre, al menos se debería de tomar una bebida con efecto relajante, como una infusión o una taza de cacao.

Los alimentos ricos en proteína estimulan la síntesis de los neurotransmisores adrenalina, noradrenalina y dopamina, los cuales incrementan la atención y mejoran el pensamiento analítico. Si el examen es por la mañana, es recomendable desayunar cereales pero sobre todo añadir un producto lácteo desnatado. Muesli o pan integral con queso pobre en grasa son ambos desayunos ideales. Aquellos a quienes no les gusta desayunar pueden sustituir los alimentos citados por un yogur desnatado líquido, acompañado de copos de cereales (preferentemente avena).

Si el examen es por la tarde, sugerimos una comida a base de pescado o ave y una ensalada mixta con pipas de calabaza o de girasol.

En caso de que el examen dure más de una hora, es imprescindible llevarse una botella de agua mineral sin gas, y, para que no se agote la reserva de hidratos de carbono, frutos secos, barritas de cereales o fruta.

Siempre se ha pensado que la fructosa era «el azúcar» por excelencia y la mejor fuente de energía para el cerebro. Por ello se han consumido siempre zumos de frutas antes y durante los exámenes, pero el rápido pico de glucemia que provocan no es nada beneficioso para el rendimiento intelectual. La subida es demasiado rápida, y esto en sí mismo interfiere muchas funciones cerebrales. Para regular los niveles de glucemia, el organismo libera insulina, que provoca una caída brusca de los niveles, en muchos casos incluso por debajo de los deseables.

Este descenso tan rápido provoca cansancio y una importante pérdida de la capacidad de concentración y del rendimiento intelectual en general. Ante un examen u otra actividad intelectual para la que se precise el máximo rendimiento intelectual (un discurso, una conferencia, etcétera), hay que abstenerse de tomar bebidas y alimentos con un alto contenido en azúcar.

Ligeros, elevado contenido en proteínas

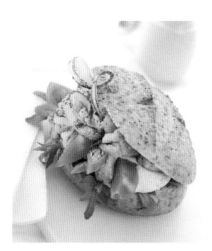

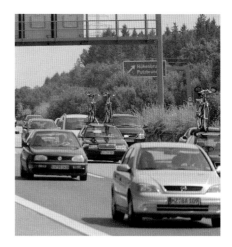

Un buen tentempié a media mañana para mantener bien la concentración

Para mantener la capacidad de concentración a lo largo de toda la mañana es recomendable hacer una pausa a media mañana y tomar un tentempié. Lo más adecuado es una pieza de fruta o un producto lácteo desnatado. De esta manera se evita llegar al mediodía con sensación de tener mucha hambre.

Las personas que no acostumbran a desayunar bien necesitan algo más que un tentempié a media mañana. A esta hora ya precisan urgentemente hidratos de carbono y proteínas. Así que recomendamos el clásico bocadillo, pero de pan integral con queso bajo en grasa o de pechuga de pavo.

Buenos alimentos para mantener un buen nivel de concentración durante muchas horas: viajes largos en automóvil, etcétera.

Los nutrientes ideales para mantener la concentración durante un período de tiempo prolongado son: hidratos de carbono complejos, hierro, clorofila, vitamina B_1, magnesio y los aminoácidos tirosina y triptófano. Cada comida debe contener, pues, cereales (pan integral con pipas de calabaza, arroz integral, pasta integral, avena) y, sobre todo, verdura y fruta. No hay que olvidarse de los productos lácteos desnatados, la carne y el pescado, ya que contienen tirosina.

Es recomendable comer más a menudo y cantidades moderadas. Las comidas abundantes y ricas en grasas tienen un efecto soporífero y se digieren lentamente. Se puede aumentar la concentración tomando una taza de café o té verde después de

Rico en vitaminas

Ricos en hidratos de carbono complejos

las comidas. El café empieza a ejercer su efecto al cabo de unos 20 minutos y el té verde tarda aún más. Como máximo se pueden beber de 4 a 5 tazas[17] al día, dejando transcurrir siempre dos horas entre taza y taza.

Muy importante es el aporte de líquidos. La bebida más adecuada es el agua mineral sin gas o zumos de fruta naturales diluidos con agua. Los refrescos azucarados y las bebidas alcohólicas están totalmente contraindicados. Recomendamos tener siempre una botella con agua a mano para ir bebiendo regularmente.

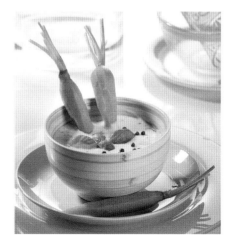

Buenos alimentos para conseguir un muy buen nivel de concentración de forma rápida y durante un período de tiempo corto: reuniones breves, entrevistas de trabajo, etcétera.

Cuando se precisa la máxima concentración posible durante un rato relativamente corto, lo mejor es tomar un alimento rico en proteínas. Un minibocadillo integral con atún, queso o jamón sería lo más adecuado.

Si la situación surge de imprevisto y hace mucho rato que no se ha comido nada, se puede acompañar de una taza de café con azúcar, una bebida que contenga cafeína o un trozo de chocolate. No obstante, hay que tener en cuenta que el efecto será rápido pero poco duradero. El aumento de la concentración y atención se produce inmediatamente pero es seguido por una sensación de cansancio. Sólo es recomendable en situaciones muy concretas.

---

17. Se refiere a café filtrado, el café tradicional de Alemania y Austria. *(N. de la T.)*

Ricos en proteínas

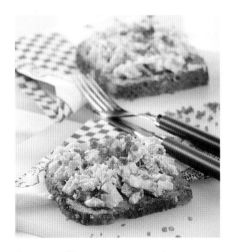

Buenos alimentos para un buen discurso o presentación

En estos casos, lo ideal es escoger alimentos que despierten y estimulen la atención. Lo que necesita el cerebro en estas situaciones son precursores de la adrenalina, noradrenalina y dopamina, es decir, alimentos que contengan los aminoácidos tirosina y fenilalanina.

El pescado, las carnes magras y los productos lácteos contienen estos aminoácidos. Pero para obtener un buen nivel de concentración precisamos, además, hidratos de carbono complejos, que nos aportan el pan o el arroz integrales y también suficiente hierro para que la sangre pueda aportar la suficiente cantidad de oxígeno al cerebro. Los alimentos que contienen hierro son las carnes rojas, las semillas de calabaza, la avena y las espinacas. Finalmente precisamos mijo y magnesio, que obtendremos de cereales integrales, frutos secos, y semillas de calabaza.

En las jornadas y seminarios acostumbran a servir comida. Si se tienen dudas acerca del tipo de comida que se ofrecerá, es recomendable llevarse de casa una barrita de cereales o de proteínas. En caso de que haya un *buffet* con sandwiches es recomendable escoger los de pan integral con pescado, queso o jamón. No son recomendables los de pan blanco, sobre todo si el relleno contiene alimentos ricos en grasa (mayonesa, embutidos, mantequilla, etcétera). Siempre es buena idea servirse con abundancia de la bandeja de fruta fresca.

Si hay comida caliente, lo mejor es escoger una porción pequeña de carne o pescado y acompañarlo de arroz integral y/o verduras. Los postres son un peligro, ya que contienen grandes cantidades de grasas y, sobre todo, de ácidos grasos monoinsaturados y azúcar refinado. Es preferible ni tocar los pasteles de chocolate, la nata y otros dulces. Se pueden sustituir por fruta fresca y yogur.

Las personas que se ponen muy nerviosas cuando tienen que hablar en público deben de evitar consumir demasiada cafeína. Es preferible beber mucha agua mineral sin gas.

Para los muy ansiosos, están muy indicados la espelta, la avena y los frutos secos, que se pueden mezclar con leche desnatada y fruta, en especial los plátanos. ¡Con la ayuda de estos alimentos la presentación saldrá perfecta!

Ricos en proteínas

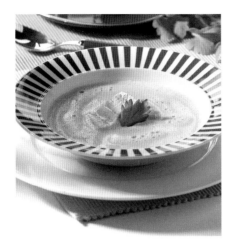

Una buena cena para acabar el día con tranquilidad y dormir bien

Para relajarse y dormir bien se necesita tener niveles adecuados de serotonina y melatonina. Para su síntesis se precisa el aminoácido triptófano y una determinada cantidad de hidratos de carbono.

Alimentos adecuados para una buena cena son el arroz integral, el queso bajo en grasa y la carne o el pescado en cantidades moderadas. Buenos inductores del sueño son la pasta integral y el cacao. Es importante cenar poco, ya que una cena copiosa provoca pesadillas, insomnio o un sueño de mala calidad.

Los remedios caseros de toda la vida, como la leche con miel, realmente tienen un efecto relajante. La leche contiene triptófano y los hidratos de carbono procedentes de la miel aceleran la síntesis de neu-

rotransmisores en el cerebro. Si la leche se toma caliente, se facilita el paso de los nutrientes al cerebro y el efecto sedante e inductor del sueño se instaura antes.

Los plátanos y los frutos secos también tienen un efecto tranquilizante. Sin embargo, los cacahuetes fritos salados no son adecuados debido a su alto contenido en grasas y sal.

Rica en proteínas

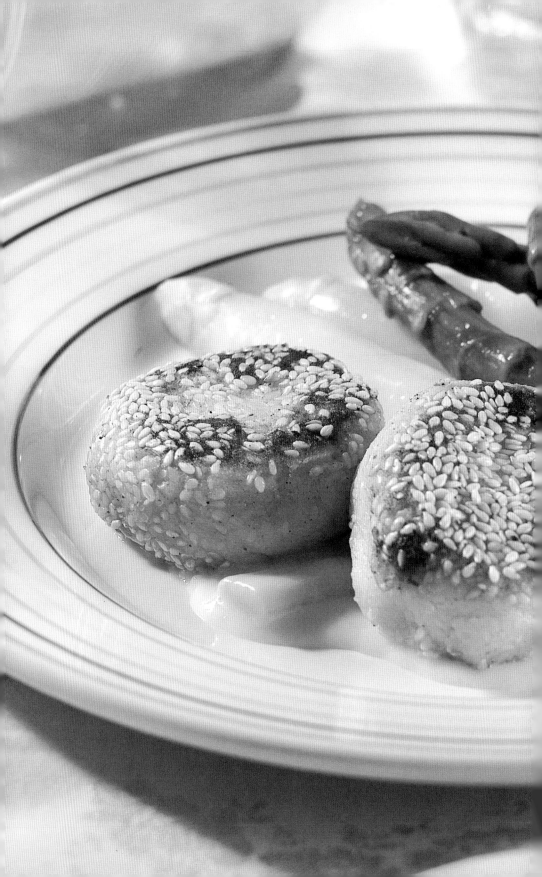

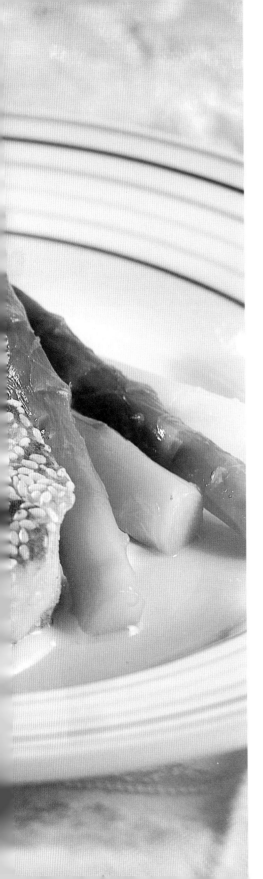

Agradecimientos

Queremos expresar nuestro más profundo agradecimiento a Josef Maier y a todo el equipo de cocina de la Clínica Pirawarth por su eficaz y entusiasta ayuda prestada al chef de cocina Franz Eory en la preparación y elaboración de sus exquisitos platos.

Abreviaciones:

c/s   cuchara sopera
c/p   cucharadita de postre
l   litro
ml   mililitro
g   gramo

Recetas

Con estas recetas deliciosas y de fácil elaboración, les va a resultar muy sencillo poner en practica rápidamente nuestros consejos y recomendaciones para mantener su cerebro sano y a pleno rendimiento.

Pan de cereales con nueces,
elaborado en un recipiente de barro

Ingredientes para un pan:

250 g de harina de centeno
250 g de trigo sarraceno
20 g de nueces picadas gruesas
20 g de linaza molida
20 g de sésamo
una pizca de cilantro molido
una pizca de anís molido
sal
2 1/2 c/p de azúcar
1 dado de levadura fresca
1 sobre de levadura en polvo
450 g de agua tibia
2 1/2 c/s de margarina derretida

1. Lave bien el recipiente de barro.

2. Mezcle todos los ingredientes, a excepción de la margarina, y forme una masa homogénea.

3. Añada la margarina derretida.

4. Vierta la masa en el recipiente de barro y deje reposar durante 30 minutos.

5. Cueza en el horno caliente a 180 °C durante 60 minutos.

Valor nutricional por rebanada de pan (30 g):

Kcal	144
Proteínas	3,1 g
Hidratos de carbono	24,4 g
Fibra	2,2 g
Grasas	3,7 g
Ácidos grasos saturados	0,6 g
Ácidos grasos monoinsaturados	1,2 g
Ácidos grasos poliinsaturados	1,6 g
Colesterol	0 mg

Rico en:
ácido linolénico, ácido fenólico y fitoestrógenos

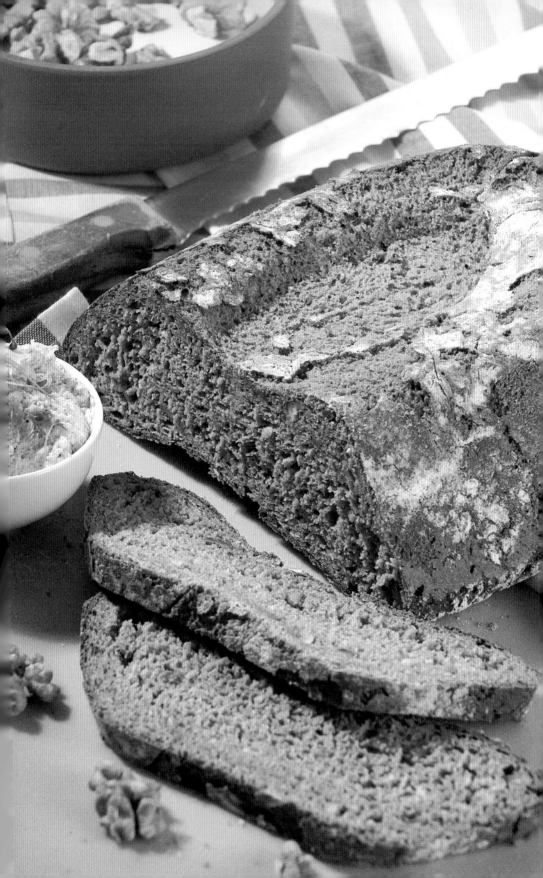

Muesli de copos de trigo

con manzana

Ingredientes para dos raciones:

80 g de copos de trigo integral
1/4 l de leche desnatada
50 g de yogur bajo en grasa (1 %)
100 g de manzana pelada y rallada
50 g de orejones picados
2 c/p de miel de flores
2 c/s de nueces picadas
unas gotas de zumo de limón

1. Mezcle los copos con la leche y el yogur y deje reposar.

2. Añada la manzana, los orejones, la miel, las nueces y el zumo de limón. ¡Ya está listo para que lo disfrute!

Muesli de cereales

con frutas del bosque

Ingredientes para dos raciones:

300 g de frutas del bosque
(moras, frambuesas, arándanos)
250 g de yogur bajo en grasa (1 %)
2 c/s de nueces picadas
2 c/s de miel de flores
2 c/s de espelta triturada
2 c/s de copos de avena
2 c/s de granos de trigo triturados
2 c/s de linaza

1. Mezcle las frutas del bosque y reserve algunas para decorar.

2. Mezcle la miel, las nueces y los cereales.

3. Añada las frutas del bosque y deje reposar.

4. Adorne con las frutas del bosque.

Valor nutricional por ración:

Kcal	388
Proteínas	12,5 g
Hidratos de carbono	63 g
Fibra	7,4 g
Grasas	8,2 g
Ácidos grasos saturados	1,3 g
Ácidos grasos monoinsaturados	1,9 g
Ácidos grasos poliinsaturados	4,5 g
Colesterol	2 mg

Rico en:
tirosina, vitamina B₁, magnesio, ácido fenólico, quercetina, inhibidores de las proteasas, ácido fitínico

Valor nutricional por ración:

Kcal	355
Proteínas	13,1 g
Hidratos de carbono	43,8 g
Fibra	16 g
Grasas	12,6 g
Ácidos grasos saturados	1,9 g
Ácidos grasos monoinsaturados	2,3 g
Ácidos grasos poliinsaturados	7,4 g
Colesterol	4 mg

Muy rico en niacina

Rico en:
vitamina C, magnesio, ácido fenólico, flavonoides, inhibidores de las proteasas, ácido fitínico

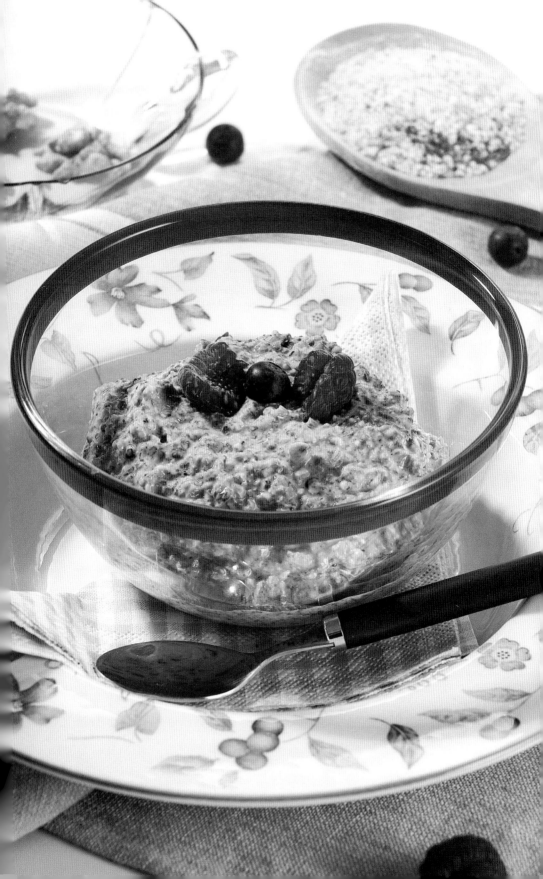

Crema de queso

Ingredientes para dos raciones:

30 g de rábano
30 g de pepino
30 g de pimiento verde y/o rojo
200 g de queso fresco tipo cottage cheese*
2 c/p de eneldo picado
2 c/p de perejil picado
2 dientes de ajo
sal, pimienta

1. Corte los rábanos, el pepino y el pimiento en tiras muy finas.

2. Mézclelo con el queso fresco y añada el eneldo y el perejil.

3. Aderece con ajo, sal y pimienta al gusto.

* El *cottage cheese* es un queso fresco de textura granulosa muy popular en Gran Bretaña. Se puede sustituir por requesón. (*N. de la T.*)

Valor nutricional por ración:

Kcal	123
Proteínas	13,8 g
Hidratos de carbono	6,1 g
Fibra	1,5 g
Grasas	4,5 g
Ácidos grasos saturados	2,6 g
Ácidos grasos monoinsaturados	1,3 g
Ácidos grasos poliinsaturados	0,3 g
Colesterol	16 mg

Rico en:
tirosina,
vitamina C,
vitamina B$_{12}$,
sulfuro

Paté de aguacate y tofu

Ingredientes para dos raciones:

70 g de aguacate
100 g de tofu (natural o ahumado), cortado en dados
50 g de tomate (sin piel ni semillas y cortados en dados)
50 g de cebolla picada muy fina
un poco de ajo
20 g de pimiento rojo, cortado en dados muy pequeños
40 g de leche de soja
2 c/s de perejil picado
sal, pimienta, zumo de limón

1. Corte el aguacate por la mitad, retirar el hueso, saque la pulpa con una cuchara y córtela en dados pequeños.

2. Mezcle el aguacate con el tofu, el tomate, la cebolla, el ajo y el pimiento.

3. Aderece con la leche de soja y el perejil y añada sal, pimienta y zumo de limón al gusto.

Valor nutricional por ración::

Kcal	150
Proteínas	7,6 g
Hidratos de carbono	4 g
Fibra	3,2 g
Grasas	11,5 g
Ácidos grasos saturados	1,7 g
Ácidos grasos monoinsaturados	6,4 g
Ácidos grasos poliinsaturados	2,7 g
Colesterol	0 mg

Muy rico en
vitamina E

Rico en:
vitamina C,
lecitina,
flavonoides,
fitoestrógenos,
carotenoides

Crema de tofu

Ingredientes para dos raciones:

100 g de tofu ahumado, cortado en dados pequeños

50 g de pepinillos en vinagre, en dados pequeños

50 g de guindilla verde, finamente picada

*50 g de queso fresco tipo quark**

2 dientes de ajo

4 c/p de mostaza picante

10 g de pimentón dulce

sal, pimienta

1. Mezcle todos los ingredientes.

2. Salpimiente.

* *Quark o Speisequark*: es un queso blanco fresco que se utiliza mucho en la cocina alemana y en la cocina austríaca (en Austria recibe el nombre de *Topfen*). Es un queso batido, de textura untuosa y blanca, de aroma fresco y sabor ligeramente ácido; se emplea tanto para platos salados como dulces. Se elabora con leche de vaca. En España está comercializado bajo el nombre de *Speisequark* por una conocida marca multinacional de productos lácteos. En su defecto se puede sustituir por requesón. (*N. de la T.*)

Valor nutricional por ración:

Kcal	114	
Proteínas	10,9 g	
Hidratos de carbono	8,1 g	
Fibra	3,6 g	
Grasas	3,9 g	**Muy rico en** vitamina C
Ácidos grasos saturados	0,6 g	
Ácidos grasos monoinsaturados	0,8 g	**Rico en:** vitamina A,
Ácidos grasos poliinsaturados	2,2 g	lecitina, flavonoides,
Colesterol	0 mg	fitoestrógenos

Crema de queso fresco

con pipas de calabaza

Ingredientes para dos raciones:

*150 g de queso fresco tipo quark**

200 g de yogur bajo en grasa (1 %)

20 g de pipas de calabaza tostadas y molidas

*1 c/s de aceite de semillas de calabaza***

sal, pimienta

1. Mezcle los ingredientes hasta conseguir una crema fina.

2. Salpimiente.

* *Quark*: *véase* receta Crema de Tofu
** Se puede sustituir por un aceite de oliva suave. (*N. de la T.*)

Valor nutricional por ración:

Kcal	160	
Proteínas	12,3 g	
Hidratos de carbono	5,2 g	
Fibra	1 g	
Grasas	9,8 g	
Ácidos grasos saturados	2,1 g	
Ácidos grasos monoinsaturados	2,3 g	
Ácidos grasos poliinsaturados	5 g	**Rico en:**
Colesterol	1 mg	tirosina

Crema de queso *fitness*

Ingredientes para dos raciones:

150 g de queso fresco tipo cottage cheese*
30 g de zanahoria rallada
30 g de chirivía rallada
2 dientes de ajo
20 g de nata líquida
2 c/p de mostaza
2 c/p de cebollino picado
sal, pimienta

1. Mezcle bien el queso fresco con las zanahorias, las chirivías, el ajo, la nata líquida, la mostaza y el cebollino.

2. Salpimiente.

---

* *Cottage cheese*: *véase* receta Crema de queso.

Valor nutricional por ración:

Kcal	115
Proteínas	10,9 g
Hidratos de carbono	5,8 g
Fibra	1,6 g
Grasas	5 g
Ácidos grasos saturados	2,9 g
Ácidos grasos monoinsaturados	1,6 g
Ácidos grasos poliinsaturados	0,3 g
Colesterol	17 mg

Rico en: vitamina A, sulfuro

Crema de queso de cabra
con albahaca y aceitunas

Ingredientes para dos raciones:

120 g de queso de cabra fresco bajo en grasa
80 g de queso fresco tipo quark*
50 g yogur bajo en grasa (1 %)
5 aceitunas negras
2 c/p de albahaca fresca picada
sal, pimienta

1. Mezcle bien el queso de cabra fresco con el *quark* y el yogur hasta conseguir una pasta fina.

2. Añada las aceitunas finamente picadas y la albahaca.

3. Salpimiente al gusto.

---

* *Quark*: *véase* receta Crema de tofu.

Valor nutricional por ración:

Kcal	220
Proteínas	16,5 g
Hidratos de carbono	3,7 g
Fibra	0,6 g
Grasas	15,2 g
Ácidos grasos saturados	8 g
Ácidos grasos monoinsaturados	5,5 g
Ácidos grasos poliinsaturados	0,9 g
Colesterol	28 mg

Rico en: tirosina, carnitina

Ensalada de puerros
con tomate y espelta

1. Hierva la espelta en abundante agua durante 20 minutos, cuélela y déjela enfriar.

2. Caliente el aceite de oliva y saltee los puerros.

3. Prepare una salsa con el caldo de verdura, el vinagre de manzana y el aceite de oliva. Salpimiente al gusto.

4. Aliñe el puerro, el tomate y la espelta con la salsa.

5. Disponga la ensalada en una fuente con los canónigos.

6. Espolvoree con el perejil picado.

Ingredientes para dos raciones:

50 g de espelta

1 c/s de aceite de oliva

100 g de puerros, cortados en tiras

80 ml de caldo de verdura

2 c/s de vinagre de manzana

sal, pimienta

100 g de tomates cortados en rodajas

100 g de canónigos

2 c/s de perejil

Muy rico en
vitamina A, vitamina C

Rico en:
carotenoides, sulfuro

Valor nutricional por ración:

Kcal	216
Proteínas	5,2 g
Hidratos de carbono	22 g
Fibra	5,8 g
Grasas	11,6 g
Ácidos grasos saturados	1,7 g
Ácidos grasos monoinsaturados	7,4 g
Ácidos grasos poliinsaturados	1,8 g
Colesterol	0 mg

Tartar de *matjes**
con ensalada de canónigos

**Ingredientes
para dos raciones:**

120 g de matjes

*50 g de manzana, pelada y
cortada en dados*

*20 g de yogur bajo en grasa
(1 %)*

10 g de cebolla picada

*20 g de zanahoria hervida,
cortada en dados*

sal, pimienta

Para la ensalada:

30 g de canónigos

1 c/s de vinagre de manzana

1 c/s de aceite de oliva

80 g de tomates cereza

2 c/s de cebollino picado

1. Corte los *matjes* en dados pequeños.

2. Mézclelos con la manzana, el yogur, la cebolla y
   los dados de zanahoria.

3. Salpimiente.

Guarnición de ensalada:

4. Aliñe la ensalada de canónigos con aceite y vinagre y presente junto con los tomates cereza y el
   cebollino.

Valor nutricional por ración:

Kcal	224
Proteínas	10,6 g
Hidratos de carbono	6,1 g
Fibra	2,1 g
Grasas	17,4 g
Ácidos grasos saturados	3,4 g
Ácidos grasos monoinsaturados	9,7 g
Ácidos grasos poliinsaturados	2,9 g
Colesterol	73 mg

* Los *matjes* son arenques jóvenes curados en marinada o salmuera típi-
cos de Alemania, Suecia y los Países Bajos. Se comercializan en tarros
de vidrio y pueden recibir el nombre de *rollmops* de arenque o arenque
holandés.
Sustituciones: los *matjes* se pueden sustituir por salmón ahumado o mari-
nado; en este caso, convendría sustituir también la manzana por pepino o
pepinillo en vinagre. (*N. de la T.*)

Muy rico en
ácidos grasos omega-3, vitamina B_{12}

Rico en:
vitamina A, carotenoides

Ensalada de canónigos con tomate y mozzarella

1. Lave los canónigos y déjelos en un colador para que escurran toda el agua.

2. Prepare una vinagreta con el vinagre balsámico, el aceite, la sal, la pimienta y las hierbas aromáticas.

3. Añada la salsa a los canónigos y deje macerar.

4. Agregue los tomates cereza y la mozzarella.

5. Incorpore el resto de la salsa y decore con las hojas de albahaca.

Ingredientes para dos raciones:

200 g de canónigos

2 c/s de vinagre balsámico

1 c/s de aceite de oliva

sal, pimienta

2 c/s de hierbas aromáticas frescas (albahaca, perejil, etcétera), picadas

8 tomates cereza

120 g mozzarella

Decoración:

hojas de albahaca fresca

Valor nutricional por ración:

Kcal	228
Proteínas	14,1 g
Hidratos de carbono	3 g
Fibra	2,7 g
Grasas	17,4 g
Ácidos grasos saturados	8,6 g
Ácidos grasos monoinsaturados	6,8 g
Ácidos grasos poliinsaturados	1 g
Colesterol	28 mg

Muy rico en
vitamina A, vitamina C

Rico en:
tirosina, vitamina B$_{12}$, carotenoides

Ensalada de espárragos verdes y blancos

Ingredientes para dos raciones:

3 c/s de vinagre de vino blanco

50 ml del caldo de hervir los espárragos

1 c/s de aceite de oliva

20 g de tomates cortados en dados

2 c/s de perifollo

sal, pimienta

150 g de espárragos blancos hervidos

150 g de espárragos verdes hervidos

...

100 g de hojas de lechuga de roble

1 c/s de vinagre de manzana

1 c/s de aceite de oliva

Decoración:

8 tomates cereza

1. Prepare una salsa con el vinagre, el caldo de los espárragos, los tomates, el perifollo, la sal y la pimienta.

2. Corte los espárragos en trozos de 2 cm de longitud, añada la salsa y dejar marinar.

3. Coloque en un plato las hojas de lechuga de roble y aderécelas con un poco de salsa; añada los trozos de espárragos y decore con los tomates cereza.

Valor nutricional por ración:

Kcal	150
Proteínas	4,3 g
Hidratos de carbono	5,7 g
Fibra	3,6 g
Grasas	11,7 g
Ácidos grasos saturados	2,1 g
Ácidos grasos monoinsaturados	7,5 g
Ácidos grasos poliinsaturados	1,5 g
Colesterol	3 mg

Muy rico en
asparagina

Rico en:
vitamina A, vitamina C, vitamina E, carotenoides,

Ensalada de espinacas con setas

1. Hierva la espelta en abundante agua durante 20 minutos, cuele y dejar enfriar.

2. Prepare una salsa con el vinagre de jerez, el aceite de oliva, el caldo de verdura, el ajo, la sal y la pimienta.

3. Caliente el aceite de oliva y saltee las setas, añada el zumo de limón.

4. Prepare un lecho con las hojas de espinacas, aderécelas con la salsa, coloque las setas encima, decore el plato con la espelta y sirva.

Ingredientes para dos raciones:

40 g de espelta

3 c/s de vinagre de jerez

1 c/s de aceite de oliva

20 ml de caldo de verduras

2 dientes de ajo

sal, pimienta

1 c/s de aceite de oliva

200 g de setas variadas

zumo de limón

20 g de espinacas tiernas

Valor nutricional por ración:

Kcal	206
Proteínas	7,6 g
Hidratos de carbono	17,9 g
Fibra	5,6 g
Grasas	11,1 g
Ácidos grasos saturados	1,7 g
Ácidos grasos monoinsaturados	7,3 g
Ácidos grasos poliinsaturados	1,5 g
Colesterol	0 mg

Muy rico en
vitamina A, vitamina C, vitamina B_{12}, niacina

Rico en:
ácido fólico, hierro, sulfuro

Gelatina de brócoli y zanahorias
con vinagreta picante

**Ingredientes
para dos raciones:**

6 hojas de gelatina

200 ml de caldo de verduras

50 g de zanahorias

100 g de brócoli

2 c/s de perejil

sal, pimienta blanca

...

140 g de surtido de lechugas variadas

1 c/s de aceite de oliva

2 c/s de vinagre balsámico

2 c/s hierbas aromáticas frescas

una pizca de guindilla picada

Decoración:

6 tomates cereza

1. Disuelva la gelatina en el caldo de verduras.

2. Corte las zanahorias en dados pequeños. Separe el brócoli en ramitos pequeños y hiérvalo todo junto.

3. Mezcle la verdura hervida con el perejil. Coloque en un molde y añada la gelatina líquida, deje enfriar durante al menos 4 horas en la nevera y saque del molde.

4. Aliñe el surtido de lechugas con la salsa picante al gusto y preséntelo en el plato junto a la gelatina.

5. Decore con los tomates cereza.

Valor nutricional por ración:

Kcal	139
Proteínas	9,1 g
Hidratos de carbono	6,1 g
Fibra	4,4 g
Grasas	8,4 g
Ácidos grasos saturados	1,7 g
Ácidos grasos monoinsaturados	4,3 g
Ácidos grasos poliinsaturados	1,8 g
Colesterol	4 mg

Muy rico en
vitamina A, vitamina C

Rico en:
ácidos fenólicos, carotenoides

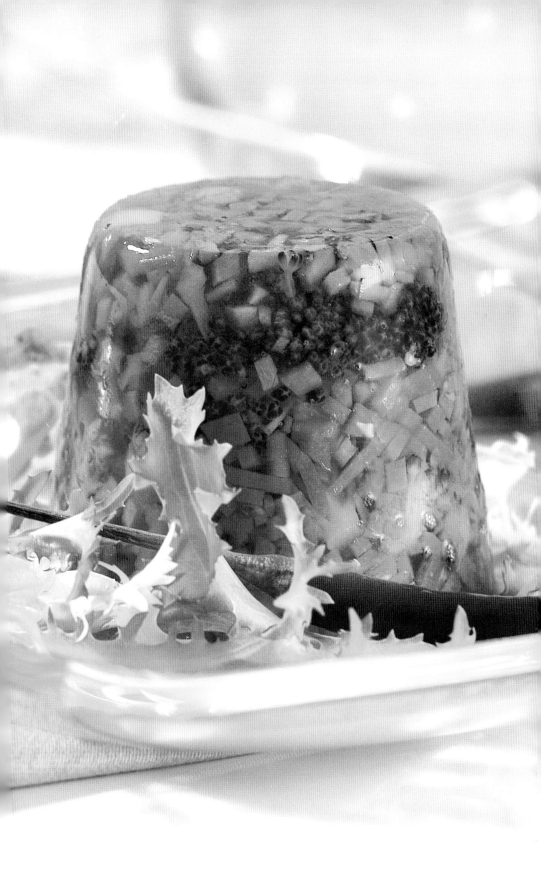

Tartar de salmón ahumado
con *roesti** de patatas y ensalada

**Ingredientes
para dos raciones:**

Tartar:

*160 g de salmón ahumado,
picado muy fino*

*30 g de cebollas en láminas
finas*

eneldo picado

zumo de limón

Roesti *de patatas:*

50 g de cebollas picadas

1 1/2 c/s de aceite de oliva

*150 g de patatas, troceadas
rompiéndolas con el cuchillo
y hervidas*

sal, pimienta

comino molido

...

150 g de surtido de ensaladas

1 c/s de aceite de oliva

1 c/s de vinagre balsámico

2 c/s de perifollo

sal

Tartar de salmón:

1. Mezcle el salmón ahumado con la cebolla, el eneldo y el zumo de limón.

Roesti de patatas:

2. Dore la cebolla en ½ c/s de aceite de oliva, añada los trozos de patata, remueva y salpimiente. Retire cuando se haya formado una masa homogénea.

3. Tome pequeñas porciones de la masa de patatas y forme tortitas de 3 a 12 cm de diámetro. Caliente 1 c/s de aceite de oliva en una sartén antiadherente y fría las tortitas por ambos lados hasta que estén bien doradas.

4. Aliñe el surtido de lechugas.

5. Sirva el tartar con el *roesti* de patatas caliente y el surtido de lechuga.

Valor nutricional por ración:

Kcal	321
Proteínas	19,4 g
Hidratos de carbono	15,8 g
Fibra	3,8 g
Grasas	19,6 g
Ácidos grasos saturados	4 g
Ácidos grasos monoinsaturados	11,4 g
Ácidos grasos poliinsaturados	2,9 g
Colesterol	34 mg

* El *roesti* de patatas es un plato popular de la cocina tradicional suiza. Por lo general formaba parte del desayuno de los agricultores del cantón de Berna. Actualmente se sirve como acompañamiento en platos de carne y verdura. Sustituciones: patatas al vapor o croquetas de patata. (*N. de la T.*)

Muy rico en

ácidos grasos omega-3, tirosina, triptófano, vitamina A, vitamina B_6, vitamina B_{12}, niacina

Rico en:

ácidos fenólicos, sulfuro

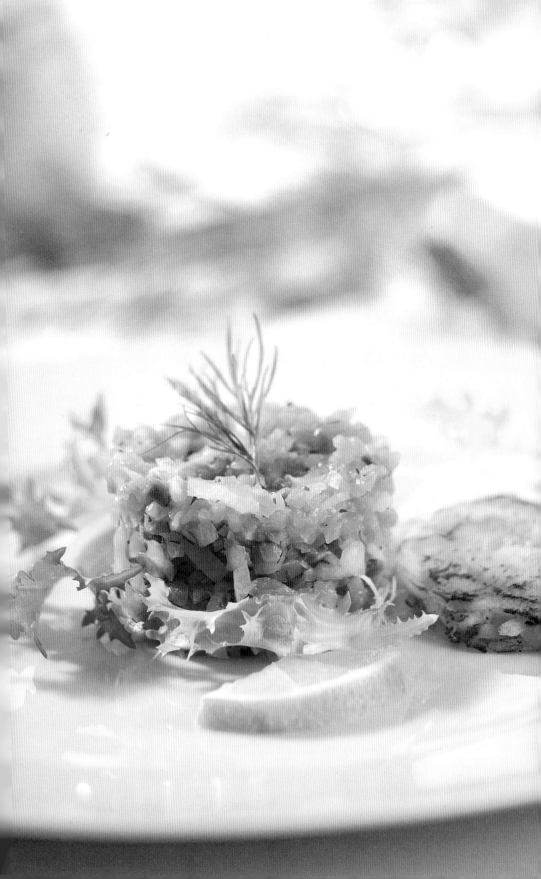

Ensalada de coliflor y brócoli
con vinagreta de patata y acompañamiento de pescado ahumado

**Ingredientes
para dos raciones:**

Vinagreta:

80 g de patatas hervidas y hechas puré

80 g de leche de soja

3 c/s de vinagre de manzana

2 c/s de hierbas aromáticas frescas, picadas

1 c/s de aceite de oliva

sal, pimienta

...

150 g de coliflor hervida

150 g de brócoli hervido

100 g de tomates cereza para decorar

150 g de pescado ahumado (salmón, trucha asalmonada, etcétera) cortado en tiras

1. Prepare una vinagreta con el puré de patata, la leche de soja, el vinagre de manzana, las hierbas aromáticas, el aceite de oliva, la sal y la pimienta.

2. Coloque en un plato la coliflor y el brócoli y decore con los tomates y las tiras de pescado ahumado.

3. Añada la vinagreta.

Sugerencia para servir:

Sirva con tostadas de pan integral.

Valor nutricional por ración:

Kcal	236
Proteínas	22,5 g
Hidratos de carbono	11,8 g
Fibra	7 g
Grasas	10,4 g
Ácidos grasos saturados	2 g
Ácidos grasos monoinsaturados	5,2 g
Ácidos grasos poliinsaturados	2,4 g
Colesterol	37 mg

Muy rico en

ácidos grasos omega-3, vitamina C, vitamina B_6, vitamina B_{12}, niacina

Rico en:

tirosina, vitamina A, ácido fólico, vitamina B_1, ácido fenólico, flavonoides, carotenoides

Crema de curry con salmón

1. Sofría la cebolla en aceite de oliva.

2. Añada la manzana y el plátano y saltéelos.

3. Agregue el curry y el caldo de verduras.

4. Mezcle bien y deje reducir.

5. Incorpore la miel, la sal, la pimienta y la nata líquida.

6. Coloque el salmón en una sartén con el vino blanco, rehóguelo 1 o 2 minutos, añada sal y el zumo de limón y sírvalo con la sopa.

**Ingredientes
para dos raciones:**

50 g de cebolla cortada

1 c/s de aceite de oliva

80 g de manzana pelada y cortada en rodajas finas

60 g de plátanos

1 c/p de curry

1/4 l de caldo de verdura

2 c/p de miel

sal, pimienta

2 c/s de nata líquida

1 c/s de vino blanco

sal, zumo de limón

Valor nutricional por ración:

Kcal	206
Proteínas	10,4 g
Hidratos de carbono	18 g
Fibra	2,4 g
Grasas	9,7 g
Ácidos grasos saturados	2,1 g
Ácidos grasos monoinsaturados	4,7 g
Ácidos grasos poliinsaturados	2,1 g
Colesterol	42 mg

Rico en:
ácidos grasos omega-3, tirosina, vitamina B_{12}, cúrcuma, quercetina, sulfuro

Caldo de trucha
con hinojo

Ingredientes para dos raciones:

250 g de trucha

20 g de cebolla

20 g de zanahorias

20 g de apio

20 g de puerros

un chorro de vino blanco

laurel, pimienta en grano

sal, pimienta molida, zumo de limón

1 c/s de aceite de oliva

80 g de hinojo

1 chorro de anís

50 g de tomates pelados, sin semillas y cortados en dados

Decoración:

eneldo, albahaca y perifollo

1. Corte las truchas en filetes.

2. Hierva a fuego lento las espinas, los restos de las truchas, la verdura y las especias durante 25 minutos.

3. Cuele la sopa y salpimiéntela.

4. Corte los filetes de trucha en trozos, salpimiente y pase por la sartén con aceite de oliva.

5. Añada el hinojo a la sopa y dele un hervor, vierta un chorro de anís e incorpore los trozos de trucha y coloque en un plato sopero.

6. Decore con los dados de tomate y las hierbas aromáticas y sirva inmediatamente.

Valor nutricional por ración:

Kcal	227
Proteínas	27,5 g
Hidratos de carbono	5,2 g
Fibra	3,2 g
Grasas	9,5 g
Ácidos grasos saturados	1,9 g
Ácidos grasos monoinsaturados	4,9 g
Ácidos grasos poliinsaturados	2 g
Colesterol	70 mg

Muy rico en

vitamina A, vitamina C, vitamina B_{12}, niacina

Rico en:

ácidos grasos en omega-3, tirosina, vitamina E, vitamina B_6, carotenoides, sulfuro

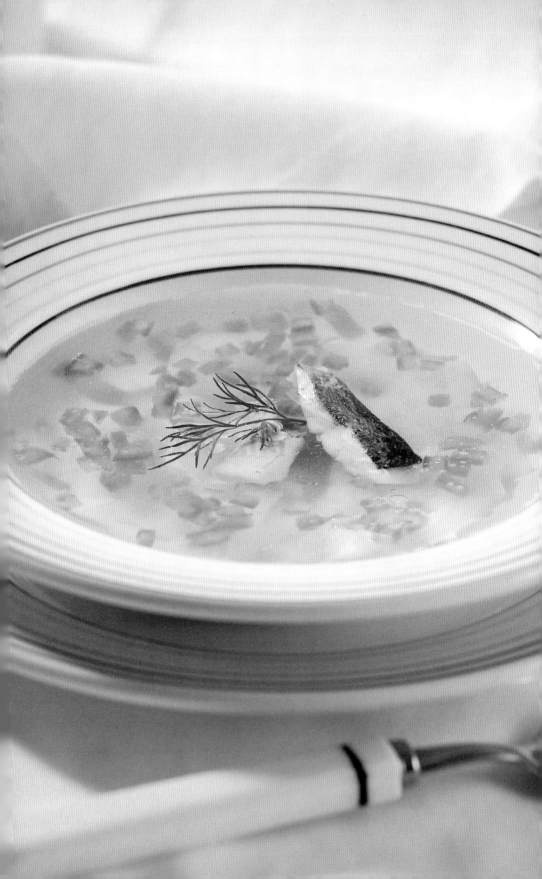

Crema de calabaza
con raviolis de puerro

Ingredientes
para dos raciones:

50 g de cebolla picada
1 c/s de aceite de oliva
150 g de calabaza a dados
un chorro de vino blanco
300 ml de caldo de verdura
sal, pimienta
2 c/s de perejil picado

Raviolis con relleno de puerro:

50 g de puerros cortado a tiras
1 c/s de aceite de oliva
pasta fresca para hacer raviolis
una pizca de cebollino picado

1. Saltee la cebolla.

2. Añada la calabaza y pásela por la sartén, agregue el vino blanco y, a continuación, el caldo de verduras.

3. Hierva la calabaza hasta que esté tierna, salpimiente al gusto, pase por el chino y añada el perejil.

Raviolis con relleno de puerros:

4. Sofría los puerros y deje que se enfríen.

5. Estire la pasta, corte cuadrados para formar raviolis grandes, esparza por encima los puerros, selle los raviolis, átelos con cebollino y hiérvalos durante unos 8-10 minutos.

Valor nutricional por ración:

Kcal	238
Proteínas	4,2 g
Hidratos de carbono	19,5 g
Fibra	3,3 g
Grasas	15,6 g
Ácidos grasos saturados	3,3 g
Ácidos grasos monoinsaturados	8,5 g
Ácidos grasos poliinsaturados	2,9 g
Colesterol	15 mg

Rico en:

vitamina A, vitamina C, sulfuro, carotenoides

Crema de raíz de perejil*
con trucha asalmonada

1. Sofría la cebolla en aceite de oliva.

2. Pase la raíz de perejil por la sartén y añada el vino blanco.

3. Agregue el caldo de verduras y hierva hasta que la raíz de perejil esté tierna.

4. Incorpore la leche de soja, pase por el chino y sazone al gusto.

5. Corte los filetes de trucha en trozos muy pequeños y añádalos crudos a la sopa caliente. Sirva inmediatamente.

**Ingredientes
para dos raciones:**

50 g de cebolla picada

1 c/s de aceite de oliva

180 de raíz de perejil, pelada y cortada en rodajas finas

2 c/s de vino blanco

300 ml de caldo de verduras

2 ml de leche de soja

sal, pimienta y nuez moscada

120 g de trucha asalmonada en filetes

* La raíz de perejil forma parte de la cocina tradicional alemana y austríaca. Procede de un tipo de perejil diferente al que cultivamos en los países mediterráneos. Tiene el grosor de una zanahoria o una chirivia y un gusto algo más picante. Puede sustituirse por ambos, pero yo recomendaría utilizar la raíz del apio debido a que su gusto combina mejor con la trucha asalmonada. *(N. de la T.)*

Muy rico en
vitamina B_{12}

Rico en:
tirosina, ácidos grasos omega-3, vitamina C, vitamina B_6, niacina

Valor nutricional por ración:

Kcal	195
Proteínas	15,7 g
Hidratos de carbono	7,6 g
Fibra	5,2 g
Grasas	10,7 g
Ácidos grasos saturados	1,9 g
Ácidos grasos monoinsaturados	4,9 g
Ácidos grasos poliinsaturados	3,2 g
Colesterol	36 mg

Cazuela de lentejas y alubias con *knoedel** integral

Ingredientes
para dos raciones:

Cazuela de lentejas y alubias:

80 g de lentejas

80 g de alubias blancas y rojas

1/2 l de caldo de verduras

40 g de puerros

40 g de zanahorias

40 g de chirivías

40 g de calabacín

20 g de cebollas

50 g de tofu cortado en dados de 1/2 cm

200 ml de leche de soja

4 c/s de hierbas aromáticas frescas

sal, pimienta, perejil

Knoedel integral:

1 huevo

3 c/s de leche desnatada

2 c/s de perejil picado

1 c/s de margarina

100 g de pan integral

sal, pimienta

Valor nutricional por ración:

Kcal	568
Proteínas	33,9 g
Hidratos de carbono	63,9 g
Fibra	21,8 g
Grasas	19,1 g
Ácidos grasos saturados	3,8 g
Ácidos grasos monoinsaturados	5,9 g
Ácidos grasos poliinsaturados	7,6 g
Colesterol	119 mg

1. Ponga en remojo las lentejas y alubias el día anterior.

2. Cuele las lentejas y las alubias y hiérvalas durante 35 minutos en el caldo de verduras.

3. Pase una parte de las legumbres por el chino.

4. Corte los puerros, las zanahorias, las chirivías, los calabacines y las cebollas en dados muy pequeños y hiérvalos en el caldo de verduras.

5. Añada el tofu, la leche de soja y las hierbas aromáticas y sazone al gusto.

Knoedel integral:

6. Separe la yema del huevo y mézclela con la leche desnatada, el perejil y la margarina.

7. Corte una rebanada de pan integral en dados y haga una masa con la mezcla de huevo y leche, sazone.

8. Bata la clara de huevo a punto de nieve e incorpórela con cuidado a la masa.

9. Envuelva la masa en un trapo de cocina y hiérvala durante 20 minutos en abundante agua.

10. Sirva el *knoedel* integral con la cazuela de lentejas y alubias.

* *Knoedel*, a veces traducidos como «albóndigas de pan» (o patata), son un elemento muy popular de la gastronomía alemana y austríaca. Se elaboran a base de pan (o de patata rallada), con la que se forma una bola de unos 10 cm de diámetro y habitualmente se sirve como acompañamiento de platos con carne. *(N. de la T.)*

Muy rico en

tirosina, vitamina B_1, vitamina B_6, ácido linoleico, vitamina A, vitamina E, ácido fólico, niacina, zinc, magnesio, hierro

Rico en:

triptófano, vitamina C, vitamina B_2, lecitina, inhibidores de las proteasas, ácido fitínico, fitoestrógenos

Knoedel* integral con puerro acompañado de setas estofadas

Knoedel integral:

1. Mezcle el huevo con la leche.

2. Añada los dados de pan integral y forme una masa.

3. Derrita la margarina e incorpórela a la masa.

4. Agregue el perejil, la sal, la harina de espelta y el puerro.

5. Forme el *knoedel* con la masa y hierva en agua con sal durante aprox. 10 minutos.

Estofado de setas:

6. Sofría la cebolla en el aceite de oliva.

7. Limpie las setas y córtelas en láminas finas.

8. Saltéelas hasta que se haya evaporado todo el líquido.

9. Añada la leche y llévela a ebullición.

10. Derrita la margarina, añada harina hasta conseguir una consistencia espesa y agregue entonces a la mezcla de setas.

11. Sazone al gusto y decore con el perejil.

* *Knoedel, véase* receta Cazuela de lentejas y alubias con *knoedel* integral.

Muy rico en

niacina, vitamina B$_2$, ácido linolénico, vitamina A

Rico en:

tirosina, vitamina C, ácido fólico, vitamina E, vitamina B$_1$, vitamina B$_{12}$, hierro, lecitina, sulfuro, inhibidores de las proteasas, ácido, fitínico, fitoestrógenos

Ingredientes para dos raciones:

Knoedel integral:
1 huevo
300 ml de leche desnatada
100 g de pan integral cortado en dados
15 g de margarina
10 g de perejil picado
sal
60 g de harina de espelta
50 g de puerro cortado en trozos pequeños

Estofado de setas:
1 c/s de aceite de oliva
50 g de cebolla
100 g de rebozuelos
100 g de champiñones
100 g de setas variadas
100 ml de leche desnatada
15 g de harina
15 g de margarina
sal, pimienta
10 g de perejil

Valor nutricional por ración:

Kcal	572
Proteínas	19,8 g
Hidratos de carbono	71,8 g
Fibra	13,9 g
Grasas	22,5 g
Ácidos grasos saturados	5,3 g
Ácidos grasos monoinsaturados	10,6 g
Ácidos grasos poliinsaturados	4,8 g
Colesterol	120 mg

Pastelitos de patata con sésamo
y espárragos en salsa blanca

Ingredientes
para dos raciones:

Pastelitos de patata con sésamo:

200 g de patatas hervidas, hechas puré

60 g de verduras cortadas en tiras (zanahorias y chirivías hervidas)

2 c/s de perejil picado

1 huevo

40 g de sésamo

sal, pimienta

1 c/s de aceite de oliva

Espárragos en salsa blanca:

100 g de espárragos blancos pelados

100 g de espárragos verdes pelados

1 c/s margarina

1 c/s de harina

80 ml de leche desnatada

sal, zumo de limón

2 c/s de perejil picado

Pastelitos de patata con sésamo:

1. Mezcle el puré de patata con las tiras de verdura.

2. Añada el perejil, 1 huevo, unos 20 g de sésamo y salpimiente al gusto.

3. Con esta masa forme pastelitos redondeados y rebócelos con el sésamo restante, fríalos en una sartén con aceite caliente hasta que estén dorados por ambos lados.

Espárragos en salsa blanca:

4. Corte los espárragos en trozos de aprox. 1 cm y hiérvalos en abundante agua (aparte el caldo para la salsa).

5. Derrita la margarina y añada la harina hasta que adquiera una consistencia espesa, incorpore la leche, el caldo de espárragos, el zumo de limón y el perejil hasta conseguir una salsa tipo bechamel.

6. Añada los espárragos y llévelos a ebullición; sirva junto con los pastelitos de patata.

Valor nutricional por ración:

Kcal	381
Proteínas	14 g
Hidratos de carbono	27,2 g
Fibra	7,8 g
Grasas	22,9 g
Ácidos grasos saturados	4,2 g
Ácidos grasos monoinsaturados	10,6 g
Ácidos grasos poliinsaturados	6,6 g
Colesterol	119 mg

Muy rico en
vitamina C, vitamina A

Rico en:
ácido linolénico, vitamina E, ácido fólico, vitamina B, niacina, zinc, magnesio, hierro, asparagina, lecitina, ácido fítico

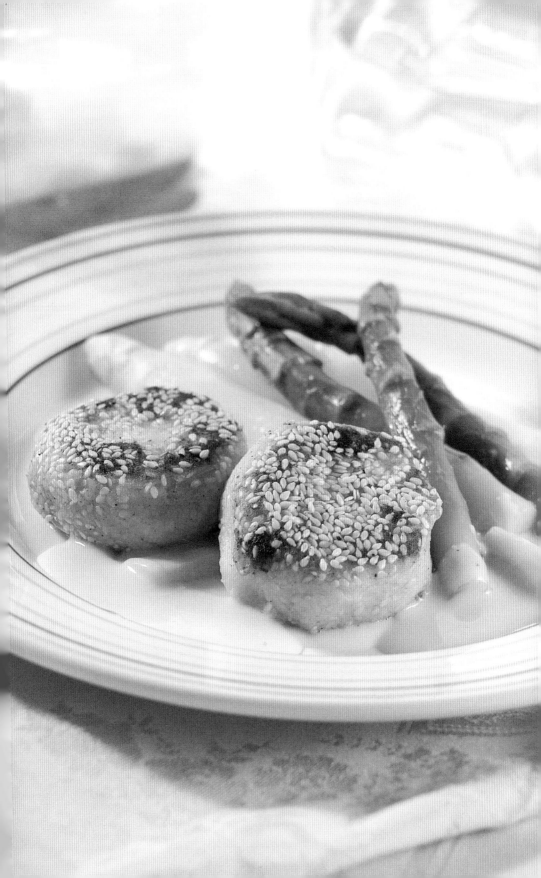

Polenta gratinada
con ensalada en vinagreta al perifollo

**Ingredientes
para dos raciones:**

Polenta:

200 ml de leche desnatada
100 g de harina de maíz
sal
1 c/s de aceite de oliva
300 g de cebolla picada
*100 g de champiñones limpios y
cortados en rodajas muy finas*
*100 g de pimiento rojo y verde
cortado en tiras*
2 dientes de ajo
2 c/s de perejil picado
1 1/2 c/s de miga de pan
40 g de queso magro rallado

**Ensalada con vinagreta
al perifollo:**

140 g de lechugas variadas
30 g de perifollo
2 c/s de vinagre de manzana
1 c/s de aceite de oliva
sal, pimienta
*50 g de tomates pelados
y sin semillas*

Valor nutricional por ración:

Kcal	439
Proteínas	18,7 g
Hidratos de carbono	54,3 g
Fibra	7,9 g
Grasas	15,6 g
Ácidos grasos saturados	4,3 g
Ácidos grasos monoinsaturados	8,7 g
Ácidos grasos poliinsaturados	1,8 g
Colesterol	12 mg

Polenta:

1   Lleve la leche a ebullición.

2. Añada poco a poco la harina de maíz removiendo con una cuchara, agregue sal y deje hervir hasta que la masa se despegue por sí sola de la cazuela.

3. Cubra la bandeja del horno con papel para hornear y esparza la masa de manera que tenga aproximadamente el grosor de un dedo y deje que se enfríe.

4. Caliente el aceite de oliva en una sartén y sofría la cebolla.

5. Añada los champiñones y saltéelos hasta que se haya evaporado todo el líquido.

6. Añada el pimiento, el ajo y el perejil y saltéelos.

7. Sazone al gusto, añada las migas de pan y remueva hasta que se forme una masa compacta.

8. Marque con un vaso la masa de polenta, despegue la masa con forma de galleta redonda, cubra con la masa de champiñones y espolvoree con el queso rallado; gratine.

9 . Sirva las galletas de polenta acompañadas de la ensalada y los tomates aliñados con la vinagreta al perifollo.

Muy rico en
vitamina C, niacina

Rico en:
tirosina, vitamina A, vitamina B$_2$, sulfuro, ácido fenólico, carotenoides

Crepes de mijo con espinacas y queso de cabra

Crepes de mijo:

1. Forme una masa con todos los ingredientes.

2. Haga las crepes en una sartén.

Relleno de espinacas y queso de cabra:

3. Sofría la cebolla en aceite de oliva, añada los champiñones y fríalos.

4. Pase por la sartén las espinacas blanqueadas y troceadas y las verduras cortadas en tiras.

5. Mézclelo todo con el queso de cabra y sazónelo al gusto.

6. Rellene las crepes con la verdura y el queso.

Sugerencia:

Sirva con ensalada aliñada con una vinagreta.

Ingredientes para dos raciones:

Crepes de mijo:

50 g de mijo hervido (lleve a ebullición 50 g de mijo en 300 ml de agua)
80 ml de leche desnatada
1 huevo
40 g de harina de trigo sarraceno
2 c/s de aceite

Relleno de espinacas y queso de cabra:

30 g de cebolla
1 c/s de aceite
50 g de champiñones limpios cortados en láminas
100 g de espinacas blanqueadas
50 g de verdura variada hervida, cortada en tiras
80 g de queso de cabra magro
sal, pimienta

Valor nutricional por ración:

Kcal	383
Proteínas	14,6 g
Hidratos de carbono	25,2 g
Fibra	3,2 g
Grasas	24,8 g
Ácidos grasos saturados	7 g
Ácidos grasos monoinsaturados	13,6 g
Ácidos grasos poliinsaturados	2,5 g
Colesterol	133 mg

Rico en:

tirosina, ácido linolénico, vitamina C, vitamina B_{12}, vitamina B2, niacina, lecitina, inhibidores de las proteasas, ácido fitínico, flavonoides

Rollitos rellenos de setas
y verdura en salsa de perejil

Ingredientes
para dos raciones:

1 c/s de aceite
50 g de cebolla
100 g de rebozuelos
100 g de setas variadas
100 g de setas shiitake
150 g de verdura en juliana hervida
1 huevo
2 c/s de perejil
50 g de migas de pan integral
sal, pimienta, zumo de limón
...
100 g de pasta de lasaña hervida

Salsa de perejil:
1 c/s de aceite de oliva
30 g de cebolla
20 g de harina de espelta
2 c/s de perejil
50 ml de caldo de verduras
100 ml leche desnatada
sal, pimienta

Relleno de setas y verdura:

1. Caliente el aceite de oliva y sofría la cebolla.

2. Pique las setas y sofríalas hasta que se haya evaporado todo el líquido.

3. Añada la verdura, el huevo, el perejil y las migas de pan y sazone al gusto.

4. Esparza el relleno sobre las láminas de lasaña, forme los rollos y cuézalos al vapor.

Salsa de perejil:

5. Caliente el aceite de oliva y sofría la cebolla; añada la harina de espelta.

6. Agregue perejil, el caldo de verduras y la leche desnatada.

7. Deje que se evapore gran parte del líquido hasta que tenga la consistencia deseada y pase por un colador fino; sazone al gusto.

Valor nutricional por ración:

Kcal	510
Proteínas	20,3 g
Hidratos de carbono	68,6 g
Fibra	13,1 g
Grasas	16,6 g
Ácidos grasos saturados	3 g
Ácidos grasos monoinsaturados	8,9 g
Ácidos grasos poliinsaturados	3 g
Colesterol	166 mg

Muy rico en
vitamina B_2, niacina

Rico en:
tirosina, vitamina C, vitamina A, lecitina, hierro, ácido fólico, sulfuro

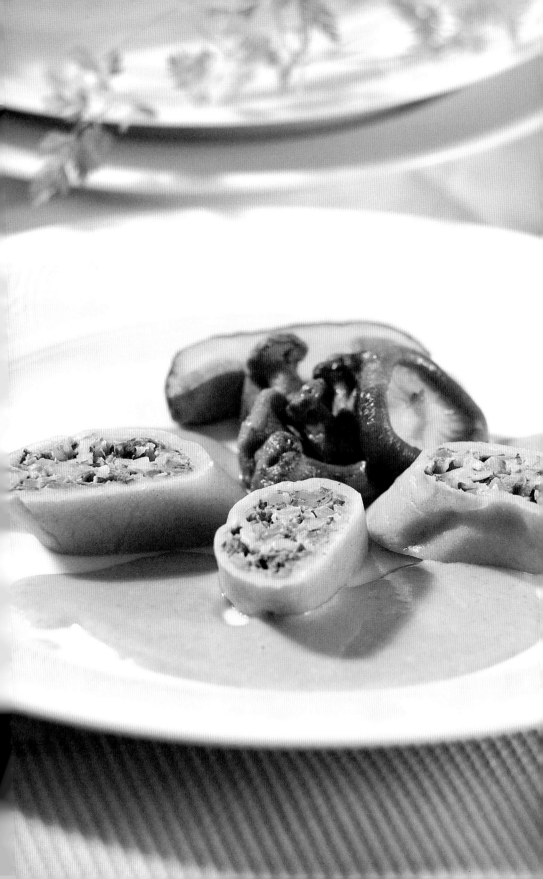

Calabacines rellenos con coulis
de tomate y trigo sarraceno

**Ingredientes
para dos raciones:**

200 g de calabacines
30 g de cebolla
1 c/s de aceite de oliva
50 g de champiñones limpios cortados en láminas finas
50 g de verduras variadas cortadas en tiras
30 g de pimiento rojo y verde cortado en dados de 1/2 cm de grosor
50 g de queso fresco
2 c/s de perejil picado, sal y pimienta
80 g de queso magro para gratinar
50 ml de caldo de verduras

Coulis de tomate:

30 g de cebolla
1 c/s de aceite de oliva
200 g de tomates pelados, sin semillas y cortados en dados
50 ml de caldo de verduras
2 c/s de perejil picado
1 c/s de vinagre balsámico
sal, pimienta

Trigo sarraceno:

100 g de trigo sarraceno
150 ml de agua
sal

Valor nutricional por ración:

Kcal	498
Proteínas	23,9 g
Hidratos de carbono	39,8 g
Fibra	9,7 g
Grasas	26,6 g
Ácidos grasos saturados	10,3 g
Ácidos grasos monoinsaturados	11,7 g
Ácidos grasos poliinsaturados	2,9 g
Colesterol	40 mg

1. Corte los calabacines por la mitad y retire las semillas.

2. Sofría la cebolla y añada los champiñones.

3. Agregue las tiras de pimiento y saltéelas.

4. Deje enfriar y añada el queso fresco y el perejil; sazone al gusto.

5. Rellene los calabacines con esta mezcla.

6. Espolvoree con el queso rallado.

7. Coloque los calabacines en una fuente, añada el caldo de verduras y hornee a 170 °C durante aprox. 15 minutos.

Coulis de tomate:

8. Sofría la cebolla en aceite de oliva.

9. Añada el tomate con el caldo de verduras y lleve a ebullición.

10. Sazone con perejil, vinagre balsámico, sal y pimienta.

Trigo sarraceno:

11. En un recipiente apto para el horno vierta 150 ml de agua y añada el trigo sarraceno, lleve al punto de ebullición, tape y hornee en el horno precalentado a 160 °C durante aprox. de 15 a 20 minutos.

Muy rico en
vitamina C, niacina, magnesio

Rico en:
tirosina, ácido linolénico, vitamina A, vitamina B$_1$, vitamina B$_2$, vitamina B$_6$, zinc, hierro, carotenoides, ácido fólico, sulfuro

Wok de verduras picante
con arroz basmati

1. Caliente el aceite de oliva y sofría la cebolla.

2. Añada las berenjenas, el pimiento y los calabacines; agregue el caldo de verduras y lleve al punto de ebullición.

3. Incorpore el tomate y el perejil, sazónelo al gusto y retire del fuego.

4. Coloque en una fuente para hornear, espolvoree con el queso rallado y hornee a 170° C durante 15 minutos.

5. En un recipiente apto para el horno, ponga 150 ml de agua y añada el arroz basmati, lleve al punto de ebullición, tapar y colocar en el horno caliente a 160 °C durante aprox. 20 minutos.

Ingredientes para dos raciones:

2 c/s de aceite de oliva

50 g de cebolla picada

100 g de berenjenas, cortadas en dados

100 g de calabacines, cortados en dados

100 g de pimientos rojos y verdes, cortados en dados

100 ml de caldo de verduras

100 g de tomates, cortados en dados de 1 cm

4 c/s de perejil picado

sal, pimienta

100 g de queso rallado bajo en grasa

...

100 g de arroz basmati

Valor nutricional por ración:

Kcal	442
Proteínas	20 g
Hidratos de carbono	46,1 g
Fibra	6 g
Grasas	19,3 g
Ácidos grasos saturados	6,3 g
Ácidos grasos monoinsaturados	9,7 g
Ácidos grasos poliinsaturados	2,2 g
Colesterol	18 mg

Muy rico en:
vitamina C

Rico en:
triptófano, tirosina, ácido linolénico, vitamina A, vitamina B$_{12}$, niacina, ácido fólico, zinc, carotenoides, sulfuro, flavonoides

Pastel de verduras con espelta

Ingredientes
para dos raciones:

1 c/s de margarina

20 g de harina de espelta

100 ml de leche desnatada

100 g de brócoli, cortado en ramitos pequeños

50 g de romanesco, cortado en unidades pequeñas

100 g de zanahorias, cortadas en dados de 1 cm

50 g de salsifí, cortado en dados de 1 cm

50 g de brotes de col

100 g de espelta hervida (hervir en 1 l de agua hasta que esté blanda)

50 g de pimiento, cortado en dados de 1 cm

1 huevo

2 c/s de perejil

sal, pimienta

80 g de queso rallado bajo en grasa

1. Derrita la margarina y añada la harina de espelta para hacer una salsa tipo bechamel.

2. Vierta la leche y deje que se enfríe.

3. Hierva el brócoli, el romanesco, las zanahorias, los salsifís y los brotes de col.

4. Incorpore la espelta.

5. Mezcle todo con la salsa, añada el pimiento, el huevo y el perejil y sazone al gusto.

6. Colóquelo todo en una fuente para el horno, espolvoree con el queso rallado e introdúzcalo en el horno precalentado a 160 °C durante aprox. 35 minutos.

Valor nutricional por ración:

Kcal	340
Proteínas	28,8 g
Hidratos de carbono	26,2 g
Fibra	9,7 g
Grasas	12,8 g
Ácidos grasos saturados	3,5 g
Ácidos grasos monoinsaturados	5,2 g
Ácidos grasos poliinsaturados	2,9 g
Colesterol	121 mg

Muy rico en:
vitamina C, vitamina A, niacina

Rico en:
tirosina, ácido linolénico, vitamina E, vitamina B$_6$, vitamina B$_{12}$, vitamina B1, vitamina B$_2$, ácido fólico, zinc, magnesio, hierro, lecitina, inhibidores de las proteasas, ácido fítico, flavonoides

Lasaña integral de verduras

1. Prepare una bechamel con la harina, la margarina y la leche.

2. Caliente el aceite de oliva y sofría la cebolla.

3. Añada el tomate concentrado, páselo por la sartén y agregue los tomates y el resto de la verdura.

4. Lleve a ebullición con el caldo de verduras y sazone al gusto.

5. Espolvoree con el perejil picado y deje que se enfríe.

6. Coloque en una fuente para el horno una capa de láminas de lasaña-mezcla de verduras-bechamel-láminas de lasaña-mezcla de verduras-bechamel y así sucesivamente, para finalizar con el queso rallado. Hornee en el horno precalentado a 160 °C durante aprox. 30 minutos.

**Ingredientes
para dos raciones:**

30 g de harina

30 g de margarina

1/4 l de leche desnatada

1 c/s de aceite de oliva

60 g de cebolla picada

1 c/s de tomate concentrado

100 g de tomate cortado en dados

50 g de brócoli hervido

50 g de coliflor hervida

50 g de zanahorias hervidas

50 g de maíz hervido

50 g de pimiento, cortado en tiras

150 ml de caldo de verduras

sal, pimienta

2 c/s de perejil picado

60 g de láminas de lasaña integral

100 g de queso rallado bajo en grasa

Muy rico en:
tirosina, vitamina A, vitamina C, niacina, zinc

Rico en:
ácido linolénico, vitamina E, vitamina B_6, vitamina B_1, vitamina B_2, magnesio, hierro, ácido fólico, inhibidores de las proteasas, carotenoides, ácido fitínico, flavonoides

Valor nutricional por ración:

Kcal	514
Proteínas	33,1 g
Hidratos de carbono	47,6 g
Fibra	10 g
Grasas	20,5 g
Ácidos grasos saturados	4,5 g
Ácidos grasos monoinsaturados	9,8 g
Ácidos grasos poliinsaturados	5 g
Colesterol	3 mg

Raviolis integrales de setas
en caldo de verduras

Ingredientes
para dos raciones:

Pasta para los raviolis:

100 g de harina de trigo integral
1 1/2 c/s de aceite de oliva
1 clara de huevo
un poco de agua
sal

Relleno:

1 c/s de aceite de oliva
30 g de cebolla, cortada en rodajas finas
100 g de surtido de setas, picadas
2 c/s de perejil picado
1 diente de ajo
sal

Caldo de verduras:

1 c/s de margarina
1 c/s de espelta
100 ml de caldo de zanahorias
80 g de zanahorias y chirivías, cortadas en dados y escaldadas
sal, pimienta
...
80 g de tomate pelado, sin semillas y cortados en dados de 1/2 cm

Pasta:

1. Prepare la pasta de los raviolis con la harina de trigo integral, el aceite de oliva, la clara de huevo, el agua y la sal.

Relleno:

2. Caliente el aceite de oliva y sofría la cebolla, añada las setas y saltéelas; agregue el perejil y el ajo.

3. Estire la masa, marque y despegue las porciones para los raviolis, coloque encima pequeñas cantidades del relleno, selle los raviolis y hiérvalos en abundante agua con sal durante aprox. 12 minutos.

Caldo de verdura:

4. Derrita la mantequilla, añada la harina y deje que se espese, agregue el caldo de zanahorias, la verdura y lleve todo al punto de ebullición y sazone al gusto.

5. Sirva los raviolis en un plato sopero con el caldo de verduras y decore con los dados de tomate.

Valor nutricional por ración:

Kcal	370
Proteínas	11,1 g
Hidratos de carbono	38,6 g
Fibra	8,8 g
Grasas	19 g
Ácidos grasos saturados	3,2 g
Ácidos grasos monoinsaturados	11,1 g
Ácidos grasos poliinsaturados	3,4 g
Colesterol	0 mg

Muy rico en:
vitamina A, niacina

Rico en:
vitamina C, vitamina E, vitamina B1, magnesio, hierro, inhibidores de las proteasas, ácido fitínico, sulfuro

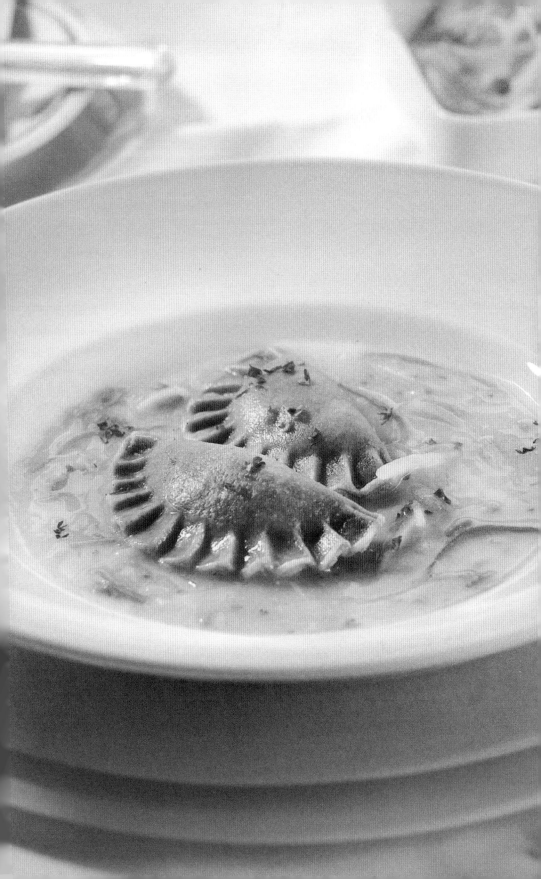

Atún con estofado
de espárragos y tomates

**Ingredientes
para dos raciones:**

**Estofado de espárragos
y tomates:**

1 c/s de harina

1 c/s de margarina

100 ml de caldo de espárragos

150 ml de leche desnatada

*200 g de espárragos blancos
pelados, cortados en trozos
de 3 cm y hervidos*

*100 g de tomates pelados, sin
semillas y cortados en dados*

2 c/s de perejil picado

sal y pimienta

Atún:

300 g de atún fresco

sal, zumo de limón

1 c/s aceite de oliva

1. Derrita la margarina y añada la harina.

2. Vierta el caldo de espárragos y la leche hasta conseguir una salsa espesa tipo bechamel.

3. Agregue los espárragos, el tomate y el perejil y sazone al gusto.

4. Salpimiente el atún, márquelo en la sartén con aceite de oliva, cocínelo al punto y sírvalo con el estofado de espárragos.

Sugerencia:

5. Sirva con arroz salvaje (ponga 100 g de arroz salvaje en un recipiente apto para el horno con 150 ml de agua, lleve al punto de ebullición, tape y hornee en el horno precalentado a 160 °C durante aprox. 20 minutos).

Valor nutricional por ración:

Kcal	547
Proteínas	39,2 g
Hidratos de carbono	15,1 g
Fibra	2,7 g
Grasas	36,8 g
Ácidos grasos saturados	9,8 g
Ácidos grasos monoinsaturados	13,3 g
Ácidos grasos poliinsaturados	10,7 g
Colesterol	106 mg

Muy rico en

ácidos grasos omega-3, tirosina, vitamina A, vitamina E, vitamina B_6, vitamina B_{12}, vitamina B_1, niacina

Rico en:

vitamina C, ácido fólico, vitamina B_2, asparagina, carotenoides

Suprema de salmón en costra
de patatas con lentejas negras

Suprema de salmón en costra de patata:

1. Lave las patatas, pélelas y ralle la mitad de ellas; del resto haga rodajas muy finas.

2. Añada el huevo a las patatas y mezcle hasta obtener una masa compacta; sazone al gusto.

3. Salpimiente el filete de salmón y úntelo con la masa de patatas.

4. Disponga las rodajas de patatas encima del lomo de salmón en forma de escamas.

5. Vierta el aceite en una fuente para horno, coloque primero el salmón cubierto de patatas hacia abajo, introduzca en el horno, cuando las patatas empiecen a estar doradas, dé la vuelta al salmón y hornee durante unos 8-9 minutos más, hasta que esté hecho.

Lentejas:

6. Ponga las lentejas en una olla y agregue agua hasta que queden cubiertas, añada los dados de verdura y hierva durante 15 minutos.

7. Sofría la cebolla en aceite de oliva.

8. Añada 2/3 partes de las lentejas y sofríalas en la sartén, pase el tercio de lentejas restantes por el pasapurés e incorpore el puré de lentejas a la sartén.

9. Agregue la mostaza, el ajo y la leche de soja; hierva y espolvoree con el perejil picado.

Decoración:

10. Escalde el puerro y la verdura y, con ello, decore el plato.

11. Coloque el salmón en costra de patatas encima de las lentejas negras y sirva inmediatamente.

Muy rico en

ácidos grasos omega-3, tirosina, vitamina A, ácido fólico, vitamina B$_6$, vitamina B$_{12}$, vitamina B$_1$, niacina, magnesio, hierro

Rico en:

triptófano, vitamina C, vitamina E, vitamina B$_2$, zinc, inhibidores de las proteasas, ácido fitínico y sulfuros

Ingredientes
para dos raciones:

Suprema de salmón en costra de patatas:

100 g de patatas

1 huevo

sal, pimienta

350 g de filete de salmón en un trozo

sal, pimienta, zumo de limón

1 c/s de aceite de oliva

Lentejas:

100 g de lentejas negras

100 g de verduras (zanahorias, apio), cortadas en dados

50 g de cebolla

1/2 c/s de aceite de oliva

1 c/p de mostaza

2 dientes de ajo

100 ml de leche de soja

4 c/s de perejil picado

Decoración:

Puerro, verduras cortadas

Valor nutricional por ración:

Kcal	523
Proteínas	43,4 g
Hidratos de carbono	39,3 g
Fibra	10,3 g
Grasas	20,9 g
Ácidos grasos saturados	4,4 g
Ácidos grasos monoinsaturados	10,1 g
Ácidos grasos poliinsaturados	4,3 g
Colesterol	163 mg

Rape con bolitas de verdura
y espaguetis a la albahaca

**Ingredientes
para dos raciones:**

300 g de rape
sal, zumo de limón
1 c/s de aceite de oliva
*20 g de pimienta de tres colores,
molida*
...
150 g de hinojo
1 c/s de aceite de oliva
...
50 g de zanahorias
50 g de chirivías
50 g de apio
50 g de calabacines
...
100 g de espaguetis de espelta
4 c/s de albahaca fresca picada
sal, pimienta

1. Corte el rape en rodajas, sazónelas y páselas por la sartén; espolvoree con la pimienta molida, colóquelas en una fuente para hornear y hornéelas en el horno precalentado a 160 °C durante unos 5-6 minutos.

2. Limpie el hinojo y fríalo en aceite de oliva.

3. Forme bolitas con las verduras y hiérvalas hasta que estén al dente.

4. Cueza los espaguetis en abundante agua, añada la albahaca picada y sazone al gusto.

5. En un plato, coloque las rodajas de rape con el hinojo, las bolitas de verdura y los espaguetis a la albahaca y sirva inmediatamente.

Valor nutricional por ración:

Kcal	299
Proteínas	32,9 g
Hidratos de carbono	46 g
Fibra	10 g
Grasas	14,5g
Ácidos grasos saturados	2,3 g
Ácidos grasos monoinsaturados	7,9 g
Ácidos grasos poliinsaturados	2,6 g
Colesterol	85 mg

Muy rico en:
tirosina, vitamina A, vitamina C, vitamina E, niacina, magnesio

Rico en:
ácidos grasos omega-3, vitamina B_{12}, vitamina B_1, hierro, carotenoides, ácido fólico

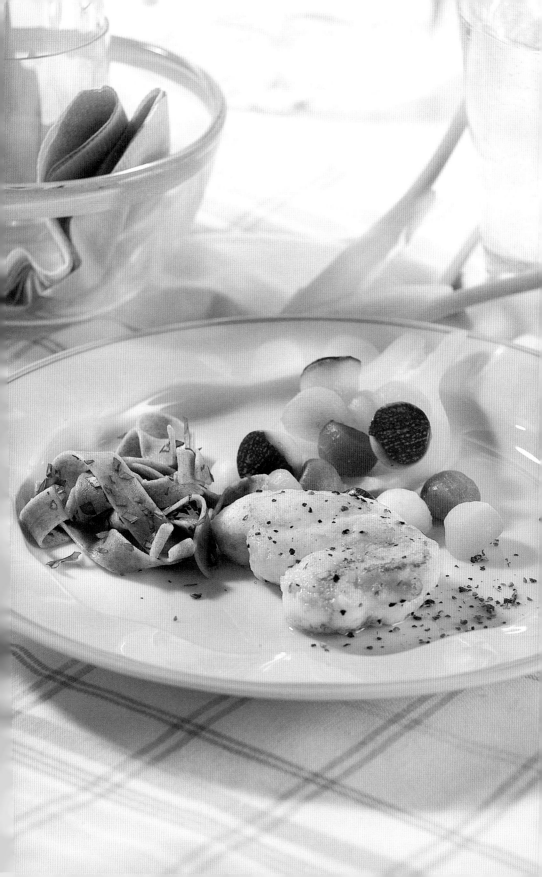

Perca frita con salsa de remolacha
y tallarines con hierbas aromáticas y cebollas tiernas

**Ingredientes
para dos raciones:**

100 g de harina integral

1 huevo

*4 c/s de hierbas aromáticas
frescas (perejil, albahaca,
perifollo, etcétera)*

300 g de filete de perca

sal, zumo de limón

1 c/s de aceite de oliva

Salsa de remolacha:

1 c/s de margarina

1 c/s de harina

80 ml de leche desnatada

*50 g de remolacha hervida, en
puré*

sal, pimienta

...

*200 g de cebollas tiernas
escaldadas*

1. Haga una masa con la harina integral, las hierbas aromáticas y el huevo, deje reposar (como mínimo durante 20 minutos y como máximo 2-3 horas), corte en tiras finas y hierva en abundante agua.

2. Haga pequeños cortes en el filete de perca, sazone al gusto y fría en aceite de oliva hasta que este crujiente.

3. Derrita la margarina; añada la harina, la leche desnatada y el puré de remolacha y mezcle hasta obtener una salsa espesa; sazone al gusto.

4. Coloque el filete de perca en el plato, cubra con la salsa de remolacha y sirva con los tallarines y las cebollas tiernas.

Valor nutricional por ración:

Kcal	532
Proteínas	41,9 g
Hidratos de carbono	47,1 g
Fibra	9,2 g
Grasas	19,1 g
Ácidos grasos saturados	4,3 g
Ácidos grasos monoinsaturados	9 g
Ácidos grasos poliinsaturados	3,9 g
Colesterol	225 mg

Muy rico en:

tirosina, vitamina B_6, vitamina B_{12}, vitamina B_1, vitamina B_2, niacina, zinc

Rico en:

ácidos grasos omega-3, triptófano, vitamina A, vitamina C, vitamina E, magnesio, hierro, sulfuro, flavonoides

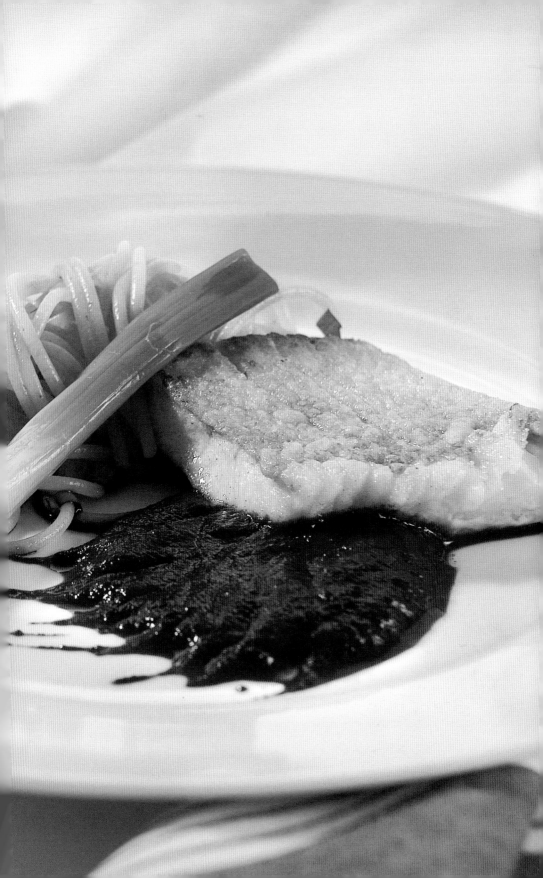

Trucha asalmonada y pez de san Pedro
en acelgas con trigo sarraceno a las salsas de pimiento verde y rojo

**Ingredientes
para dos raciones:**

100 g de acelgas escaldadas

130 g de filete de trucha asalmonada

130 g de filete de pez de san Pedro

sal, zumo de limón

50 ml de caldo de verdura

Salsa de pimiento rojo y pimiento verde:

50 g de cebolla

1 c/s de aceite de oliva

20 g de harina integral

80 g de pimiento rojo

80 g de pimiento verde

100 ml de leche desnatada

100 ml de caldo de verduras

sal, pimienta

...

100 g de trigo sarraceno

sal

1. Escalde las acelgas, salpimiente los filetes de pescado y envuélvalos con las hojas de acelgas.

2. Colóquelos en una fuente para el horno, añada el caldo de verduras, y hornéelos aprox. unos 15 minutos en el horno precalentado a 160 °C.

3. Sofría 25 g de cebolla en ½ c/s de aceite de oliva, añada 10 g de harina y el pimiento rojo y páselo por la sartén, vierta 50 ml de leche desnatada y 50 ml de caldo de verduras; lleve a ebullición hasta que el pimiento esté hecho, páselo por el chino y sazónelo al gusto.

4. Proceda de la misma manera con el pimiento verde.

5. Hierva el trigo sarraceno en 200 ml de agua, lleve a ebullición, tape y hornee 20 minutos en el horno precalentado a 170 °C.

6. Sirva los filetes de pescado envueltos en acelgas con las dos salsas y el trigo sarraceno.

Valor nutricional por ración:

Kcal	437
Proteínas	35,7 g
Hidratos de carbono	44,9 g
Fibra	11,3 g
Grasas	12,1 g
Ácidos grasos saturados	2 g
Ácidos grasos monoinsaturados	5,1 g
Ácidos grasos poliinsaturados	3,7 g
Colesterol	72 mg

Muy rico en:

tirosina, vitamina C, vitamina B_6, vitamina B_{12}, niacina, magnesio

Rico en:

ácidos grasos omega-3, vitamina B_1, vitamina A, vitamina E, zinc, hierro, carotenoides, sulfuro

Pechuga de pollo rellena

en masa de *strudel* integral con salsa de pimiento rojo y arroz con piñones

Pechuga de pollo rellena:

1. Aplane la pechuga de pollo.

2. Caliente el aceite de oliva, sofría la cebolla, añada los champiñones y las zanahorias, sazone con las hierbas aromáticas y la sal al gusto y deje enfriar.

3. Rellene la pechuga de pollo con la mezcla.

Masa de *strudel* integral

4. Forme una masa con la harina de trigo integral y el agua tibia.

5. Envuelva la pechuga de pollo rellena con la masa, barnizar con el huevo y hornéela aprox. 15 minutos en el horno precalentado a 170 °C.

Salsa:

6. Caliente aceite de oliva, sofría la cebolla, añada el pimiento rojo y sofríalo, agregue el caldo de verduras y la leche desnatada, incorpore las rodajas de patata, hierva hasta que estén blandas, pase todo por el pasapurés y sazone al gusto.

7. Ponga el arroz en una cazuela con 150 ml de agua y llévelo a ebullición, tápelo y hornee 15-20 minutos en el horno precalentado hasta que esté hecho; añada los piñones.

Muy rico en:

tirosina, vitamina A, vitamina C, vitamina E, vitamina B_6, vitamina B_{12}, vitamina B_1, niacina, zinc, magnesio, hierro

Rico en:

triptófano, ácido fólico, vitamina B_2, lecitina, ácido fenólico, sulfuro

Ingredientes para dos raciones:

160 g de pechuga de pollo
1 c/s de aceite de oliva
30 g de cebolla, cortada en rodajas muy finas
50 g de champiñones picados
50 g de zanahorias, cortadas en dados pequeños
10 g de hierbas aromáticas frescas, sal

Masa de *strudel* integral:
50 g de harina de trigo integral
aprox. 3 c/s de agua tibia
1 huevo para pincelar

Salsa de pimiento rojo:
1 c/s de aceite de oliva
50 g de cebolla picada
100 g de pimiento rojo, cortado en tiras finas
150 de caldo de verduras
50 ml de leche desnatada
50 g de patatas, cortadas en rodajas finas

Arroz:
100 g de arroz salvaje
25 g de piñones

Valor nutricional por ración:

Kcal	614
Proteínas	35,9 g
Hidratos de carbono	63,3 g
Fibra	9,6 g
Grasas	23,7 g
Ácidos grasos saturados	4 g
Ácidos grasos monoinsaturados	11,8 g
Ácidos grasos poliinsaturados	6 g
Colesterol	88 mg

Filete de ternera
con salsa de colmenillas, galletas de avellana y guisantes

**Ingredientes
para dos raciones:**

Salsa de colmenillas:

100 g de colmenillas
80 ml de caldo de verduras
100 ml de fondo de carne
1 c/s de jerez seco
1 c/s de margarina
1 c/s de harina integral
3 c/s de leche desnatada

Galletas de avellana:

*200 g de patatas hervidas
en puré*
*40 g de avellanas tostadas
y picadas*
1 huevo
sal

Guisantes:

200 g de guisantes tiernos
2 c/s de agua
sal
una pizca de azúcar
...
*350 g de solomillo de ternera
cortado en filetes gruesos*

Valor nutricional por ración:

Kcal	569
Proteínas	43,1 g
Hidratos de carbono	34,9 g
Fibra	13 g
Grasas	27,6g
Ácidos grasos saturados	4,9 g
Ácidos grasos monoinsaturados	15,3 g
Ácidos grasos poliinsaturados	4,7 g
Colesterol	209 mg

Salsa de colmenillas:

1. Escalde las colmenillas en el caldo de verduras.

2. Saque las colmenillas del caldo con un colador pequeño.

3. Mezcle el fondo de carne con las colmenillas y el jerez seco.

4. Derrita la mantequilla, añada la harina integral y remueva hasta obtener una masa fina, agregue a la salsa de colmenillas para espesarla.

Galletas de avellana:

5. Mezcle las patatas con las avellanas picadas y el huevo y sazone la masa al gusto.

6. Con una cuchara sopera, tome pequeñas porciones de masa y deles forma de galletas, dórelas en una sartén por ambos lados y páselas a una fuente para el horno; hornéelas aprox. 4-5 minutos en el horno precalentado a 180 °C.

7. Lleve a ebullición los guisantes y sazónelos al gusto.

8. Marque los filetes en una sartén y fríalos aprox. 2-3 minutos por cada lado hasta que queden al punto.

9. Coloque en el plato los filetes con la salsa de colmenillas, las galletas de avellana y los guisantes y sirva inmediatamente.

Muy rico en:

tirosina, ácido linolénico, niacina, vitamina B_6, vitamina B_{12}, vitamina B_1 vitamina B_2, zinc

Rico en:

triptófano, vitamina C, ácido fólico, magnesio, hierro, lecitina, ácido fenólico

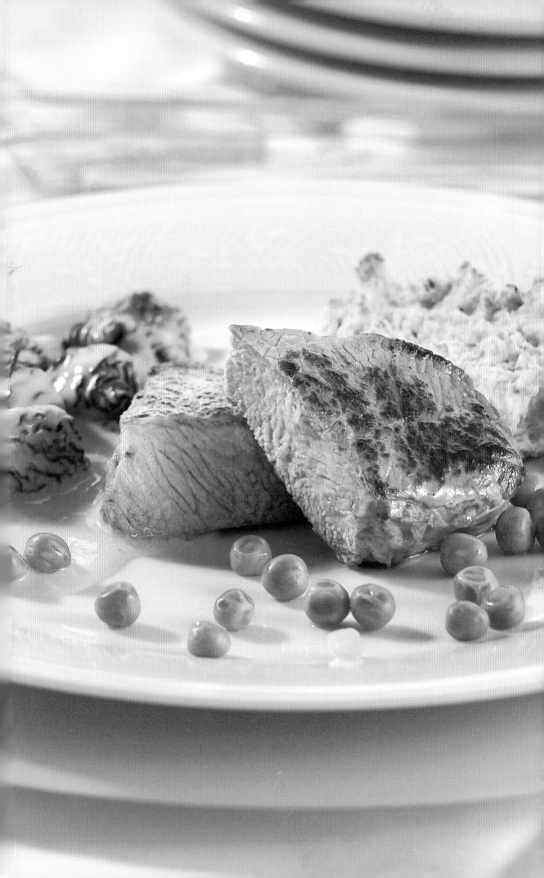

Filetes de pechuga de pavo

con ciruelas y manzanas estofadas, flan de verduras y patatas duquesa

**Ingredientes
para dos raciones:**

300 g de pechuga de pavo
deshuesada
sal, pimienta, romero

Ciruelas y manzanas estofadas:

1 c/s de aceite de oliva
50 g de cebolla picada
80 g de manzana, cortada en
dados de aprox. 1/2 cm
80 g de ciruelas secas
deshuesadas, picadas

Flan de verduras:

100 g de brócoli y verdura
variada hervida
1 huevo
10 g de maicena
sal, pimienta

Patatas duquesa:

200 g de patatas hervidas
en puré
50 ml de leche de soja
sal, pimienta

Valor nutricional por ración:

Kcal	491
Proteínas	46,5 g
Hidratos de carbono	47,2 g
Fibra	11,2 g
Grasas	11 g
Ácidos grasos saturados	2,5 g
Ácidos grasos monoinsaturados	5,5 g
Ácidos grasos poliinsaturados	2,1 g
Colesterol	209 mg

1. Salpimiente la pechuga de pavo y hornéela aprox. 12-15 minutos a 170 °C hasta que esté al punto.

Ciruelas y manzanas estofadas:

2. Caliente el aceite de oliva en una sartén antiadherente, sofría la cebolla, añada las ciruelas y la manzana y cueza a fuego lento hasta que estén blandas.

Flan de verduras:

3. Mezcle el brócoli y las demás verduras con el huevo y la maicena, salpimiente, vierta la preparación en moldes individuales y ponga al baño María durante 30 minutos.

Patatas duquesa:

4. Mezcle las patatas con la leche de soja, sazone al gusto, ponga la masa de patata en una manga pastelera y coloque pequeñas porciones en forma de remolino sobre una bandeja cubierta con papel para hornear.

5. Hornee durante aprox. 7-8 minutos en el horno precalentado a 160-170 °C.

6. Coloque en un plato la pechuga de pavo cortada en filetes con las ciruelas y manzanas estofadas, el flan de verduras y las patatas duquesa y sirva inmediatamente.

Muy rico en:

tirosina, vitamina C, niacina, vitamina B$_{12}$, zinc

Rico en:

triptófano, ácido linolénico, vitamina A, vitamina E, ácido fólico, vitamina B$_1$, vitamina B$_2$, magnesio, hierro, quercetina, lecitina, ácido fenólico, sulfuro

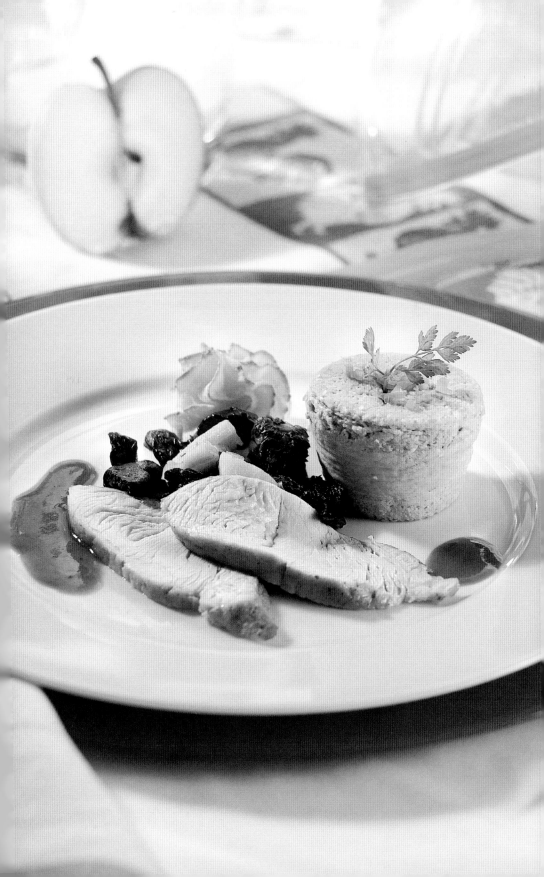

Carré de cordero
con endivias rellenas gratinadas

**Ingredientes
para dos raciones:**

200 g de endivias

sal, pimienta, nuez moscada

1 c/s de aceite de oliva

50 g de cebolla

*100 g de verduras, cortadas
en juliana*

10 g de pimentón dulce

40 g de queso magro rallado

...

300 g de costillar de cordero

sal, pimienta

romero

1 c/s de aceite de oliva

1. Corte las endivias por la mitad, retire el corazón, sazone al gusto y sofría en aceite de oliva.

2. Sofría la cebolla, añada la juliana de verduras y espolvoree con el pimentón.

3. Rellene las endivias con las verduras y espolvoree con el queso rallado.

4. Sazone el costillar de cordero, fría en aceite de oliva por la parte exterior, páselo a una fuente para hornear y hornéelo durante aprox. 12 minutos en el horno precalentado a 170 °C; sáquelo del horno y déjelo reposar.

5. Gratine las endivias en el horno, añada romero al jugo de las endivias y sirva con la carne de cordero.

Sugerencia:

Se puede acompañar con galletas de polenta (*véase* receta Polenta gratinada con ensalada en vinagreta al perifollo).

Valor nutricional por ración:

Kcal	529
Proteínas	40,1 g
Hidratos de carbono	7,3 g
Fibra	3,4 g
Grasas	37,8 g
Ácidos grasos saturados	13,4 g
Ácidos grasos monoinsaturados	18 g
Ácidos grasos poliinsaturados	2,9 g
Colesterol	110 mg

Muy rico en:

tirosina, vitamina A, niacina, vitamina B_2, vitamina B_{12}, zinc

Rico en:

triptófano, vitamina C, vitamina B_1, carnitina, magnesio, hierro, sulfuro

Pastel de carne de cordero y calabacines
con salsa de ajo y patatas salteadas

Pastel de carne de cordero y calabacines:

1. Caliente el aceite de oliva y sofría la cebolla.

2. Añada la carne de cordero picada y fríala hasta que esté bien hecha.

3. Agregue los dados de calabacín y las hierbas aromáticas, deje enfriar, incorpore el huevo y forme una masa.

4. Añada ajo y especias al gusto.

5. Extienda la lámina de masa quebrada, coloque encima el relleno de cordero y calabacines y enrolle la masa.

6. Humedezca la masa con agua o leche desnatada y hornee en el horno caliente a 165 °C durante 20 minutos.

Salsa de ajo:

7. Sazone el yogur con sal y ajo.

8. Saltee las patatas en aceite de oliva.

9. Coloque el pastel de carne de cordero y calabacín en un plato con la salsa de yogur y las patatas salteadas y decore con las cebollas tiernas.

Ingredientes
para dos raciones:

1 c/s de aceite de oliva
50 g cebolla, cortada en rodajas finas
150 g de carne de cordero picada
150 g de calabacines, cortados en dados pequeños
2 c/s de hierbas aromáticas
1 huevo
2 dientes de ajo
sal, romero
1 lámina de masa quebrada integral
un poco de agua o leche desnatada

Salsa de ajo:
150 de yogur bajo en grasa (1 %)
sal
4 dientes de ajo

Patatas:
250 g de patatas hervidas
1 c/s aceite de oliva
...
100 g de cebollas tiernas blanqueadas para la guarnición

Valor nutricional por ración:

Kcal	490
Proteínas	29,4 g
Hidratos de carbono	44,4 g
Fibra	6,7 g
Grasas	20,6 g
Ácidos grasos saturados	5,9 g
Ácidos grasos monoinsaturados	11 g
Ácidos grasos poliinsaturados	2,1 g
Colesterol	184 mg

Muy rico en:
tirosina, niacina, vitamina B$_6$, vitamina B$_{12}$, zinc

Rico en:
vitamina A, vitamina C, ácido fólico, vitamina B$_1$, vitamina B$_2$, carnitina, magnesio, hierro, sulfuro, lecitina, ácido fenólico

Solomillo de ciervo
con col lombarda y *knoedel** integrales

Ingredientes
para dos raciones:

Col lombarda:

50 g de cebolla
1 c/s de aceite de oliva
20 g de azúcar
50 ml de vino tinto
20 ml de zumo de naranja
20 g de arándanos rojos
300 g de col lombarda, cortada
clavo (2 un.)
agua de cocción de una ramita
de canela
50 g de manzanas

Knoedel:

1 huevo
30 ml de leche desnatada
100 g de miga de pan integral
2 c/s de perejil picado
sal
50 g de harina de espelta

Solomillo de ciervo:**

300 g de solomillo de ciervo
sal, pimienta, enebro, romero

Col lombarda:

1. Corte la cebolla en láminas muy finas y sofríalas en el aceite de oliva.

2. Añada azúcar y deje que se caramelice, vierta vino tinto y el zumo de naranja.

3. Agregue la col lombarda, los arándanos rojos, el clavo, el agua de la cocción de canela y deje a fuego lento hasta que la col esté tierna.

Knoedel:

4. Mezcle el huevo con la leche.

5. Añada la miga de pan integral y forme una masa.

6. Agregue perejil, sal y harina de espelta.

7. Forme los *knoedel* y hierva en agua con sal aprox. 10 minutos.

8. Especie el solomillo de ciervo y fría en una sartén antiadherente aprox. 2-3 minutos por cada lado, hasta que esté al punto.

9. Presente el solomillo de ciervo cortado en trozos gruesos con los *knoedel* integrales y la col lombarda y sirva inmediatamente.

Valor nutricional por ración:

Kcal	658
Proteínas	45,9 g
Hidratos de carbono	78,3 g
Fibra	9,1 g
Grasas	15,3 g
Ácidos grasos saturados	4,4 g
Ácidos grasos monoinsaturados	7,3 g
Ácidos grasos poliinsaturados	2 g
Colesterol	194 mg

* *Knoedel*, *véase* receta Cazuela de lentejas y alubias con *knoedel* integrales.
** Sustituciones: la carne de ciervo se puede sustituir por solomillo de cerdo; en este caso no se le añade enebro. *(N. de la T.)*

Muy rico en:

tirosina, triptófano, niacina, vitamina C, vitamina B_6, vitamina B_{12}, vitamina B_1, vitamina B_2, zinc

Rico en:

vitamina E, ácido fólico, magnesio, hierro, lecitina, flavonoides

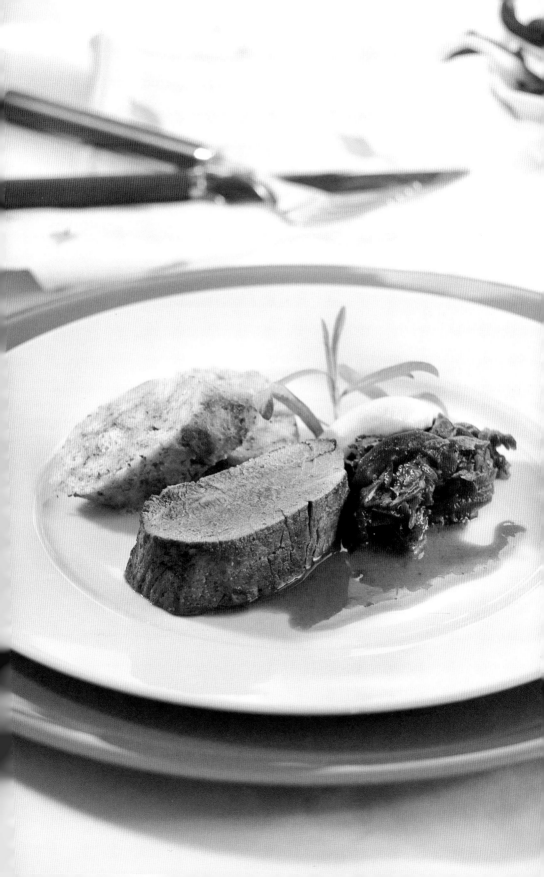

Strudel* de fresones con coulis de fresones

Ingredientes para dos raciones:

80 g de migas de bizcocho

2 c/s de nueces picadas

1 c/s de pistachos

1 lámina de pasta de strudel *integral*

300 g de fresones

un poco de azúcar cristal

1 sobre de azúcar avainillado

Coulis de fresones:

100 g de fresones

2 c/p de miel

1. Tueste las migas de bizcocho en una sartén antiadherente y mezcle con las nueces y los pistachos.

2. Extienda la lámina de pasta, reparta la masa de migas de bizcocho y frutos secos por encima y cubra con los fresones cortados en láminas.

3. Espolvoree con azúcar cristal y azúcar avainillado, y enrolle la pasta con el relleno; hornéelo durante aprox. 10-12 minutos en horno precalentado a 170 °C.

4. Pase los fresones por el pasapurés, mezcle con la miel, cubra un plato con el *coulis* y coloque el *strudel* encima.

Sugerencia:

Sírvase con una bola de helado de nueces.

* El *strudel* (tradicionalmente de manzana) es un postre de la cocina tradicional de Austria y Alemania. Se dice que era un alimento consumido por los menos adinerados y que su elaboración se desarrolló a partir de la *baklava*, postre árabe que se elabora con pasta filo y nueces, entre otros ingredientes. (*N. de la T.*)

Valor nutricional por ración:

Kcal	228
Proteínas	5 g
Hidratos de carbono	35,9 g
Fibra	3,9 g
Grasas	6,6 g
Ácidos grasos saturados	1,4 g
Ácidos grasos monoinsaturados	1,9 g
Ácidos grasos poliinsaturados	2,8 g
Colesterol	7 mg

Muy rico en
vitamina C, ácido linolénico

Rico en:
ácido fenólico, flavonoides

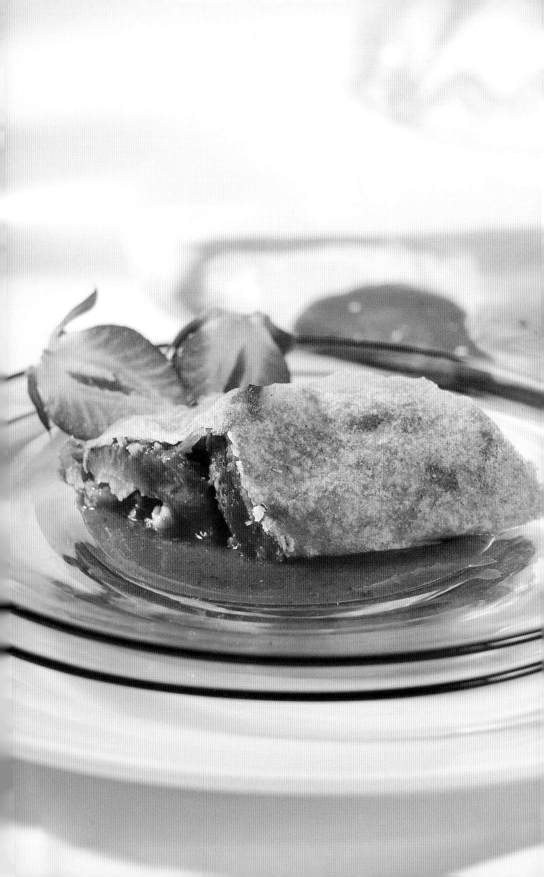

Suflé de avellanas
y salsa de cerezas ácidas

Ingredientes
para dos raciones:

30 g de margarina
35 g de azúcar
1 huevo
30 g de avellanas picadas
28 g de migas de pan

Salsa de cerezas:
250 g de cerezas ácidas
deshuesadas
1 c/s de azúcar
1/2 c/s de maicena
canela

1. Bata la margarina con la mitad del azúcar hasta que la mezcla esté espumosa.

2. Separe la yema de huevo, añádala a la preparación y siga batiendo.

3. Agregue las migas de pan y las avellanas.

4. Bata la clara de huevo a punto de nieve con el azúcar restante.

5. Ponga la masa en un molde antiadherente y téngala aprox. 35 minutos al baño María en el horno precalentado a aprox. 160 °C.

6. Prepare un almíbar suave con agua y el azúcar, hierva las cerezas deshuesadas unos minutos y deje enfriar.

7. Deslíe la maicena con un poco del almíbar frío o con agua, vigilando que no queden grumosy añádalo a las cerezas en almíbar para espesar la salsa; incorpore canela al gusto.

Valor nutricional por ración:

Kcal	527
Proteínas	7,9 g
Hidratos de carbono	64,1 g
Fibra	3 g
Grasas	26 g
Ácidos grasos saturados	5,1 g
Ácidos grasos monoinsaturados	14,5 g
Ácidos grasos poliinsaturados	4,7 g
Colesterol	120 mg

Muy rico en:
vitamina E

Rico en:
ácido linolénico, ácido fenólico, lecitina

Crema de *quark**
con moras y frambuesas

1. Mezcle el *quark* con el yogur.

2. Añada las mitad de las frutas; con la otra mitad se decorará el postre.

Ingredientes
para dos raciones:

200 g de quark *desnatado*

50 g de yogur bajo en grasa (1 %)

1 c/s de miel

100 g de moras

100 g de frambuesas

* *Quark*: *véase* receta Crema de tofu.

Rico en:

tirosina, vitamina C, vitamina B$_{12}$, ácido fenólico, flavonoides

Valor nutricional por ración:

Kcal	123
Proteínas	14,7 g
Hidratos de carbono	10,9 g
Fibra	6,7 g
Grasas	1,1 g
Ácidos grasos saturados	0,3 g
Ácidos grasos monoinsaturados	0,2 g
Ácidos grasos poliinsaturados	0,4 g
Colesterol	2 mg

Minicrepes con crema de arándanos y manzana

Ingredientes para dos raciones:

70 ml de leche desnatada

40 g de harina

10 g de azúcar

1 yema de huevo

3 g de levadura

1 clara de huevo

10 g de azúcar

15 g de margarina

Crema de arándanos y manzana:

100 g de arándanos

80 g de manzana pelada y cortada en láminas

30 g de miel

4 g de preparado para natillas

1. Mezcle, sin dejar de batir, la leche, la harina, el azúcar, la yema de huevo y la levadura hasta conseguir una masa compacta.

2. Bata la clara de huevo a punto de nieve e incorpore con cuidado a la preparación.

3. Derrita margarina en una sartén antiadherente, ponga una cucharada de la masa en la sartén, extienda para formar la minicrepe del grosor deseado, dele la vuelta cuando esté dorada y proceda igual con el resto de las minicrepes.

Crema de arándanos y manzana

4. Lleve a ebullición los arándanos y la manzana.

5. Disuelva el preparado para hacer natillas en un poco de agua y añada a la fruta, dele otro hervor y montar el plato como se muestra en la fotografía.

Valor nutricional por ración:

Kcal	320
Proteínas	7,5 g
Hidratos de carbono	48,4 g
Fibra	4 g
Grasas	10,2 g
Ácidos grasos saturados	2,7 g
Ácidos grasos monoinsaturados	4,2 g
Ácidos grasos poliinsaturados	2,3 g
Colesterol	139 mg

Rico en:

ácido linolénico, vitamina C, lecitina, ácido fenólico, flavonoides, quercetina

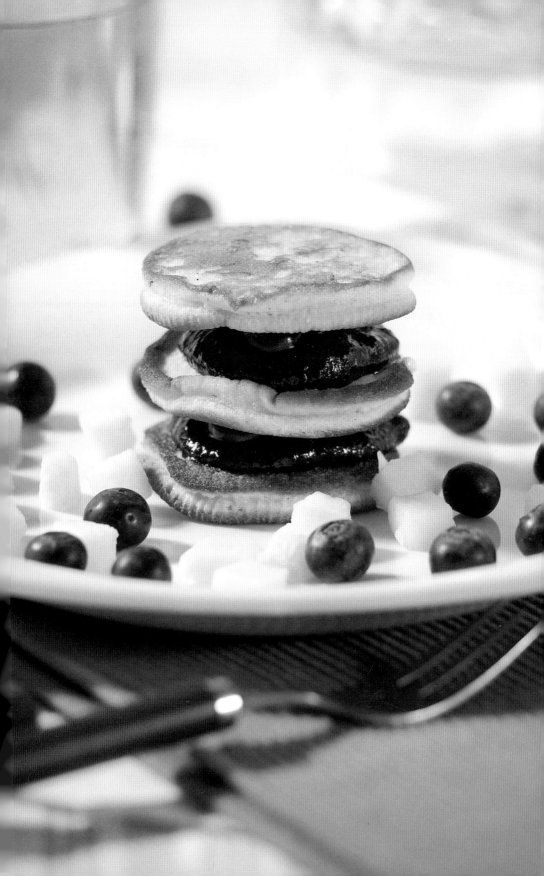

Suflé de *quark** con salsa de cacao

**Ingredientes
para dos raciones:**

Salsa de cacao:

*25 g de preparado para natillas
con sabor de vainilla*

1/2 l de leche desnatada

1 c/s de azúcar

1 c/s de cacao

Suflé de *quark*:

200 g de quark desnatado

2 yemas de huevo

50 g de salsa de vainilla

2 c/s de nata líquida

2 c/s de margarina derretida

3 c/s de maicena

2 claras de huevo

30 g de azúcar

Salsa de cacao:

1. Desleír el preparado para natillas en un poco de leche desnatada.

2. Separar 2 c/s de leche desnatada para disolver el cacao; lleve el resto a ebullición, añada el azúcar y, a continuación, el preparado para las natillas, removiendo continuamente, hasta que adquiera la consistencia deseada; reserve 50 g de esta salsa para el suflé.

3. Disuelva el cacao en polvo en 2 c/s de leche desnatada y añada a las natillas con sabor a vainilla.

Suflé de *quark*:

4. Mezcle el *quark*, la yema de huevo, la salsa de vainilla, la nata líquida, la margarina y la maicena.

5. Bata la clara de huevo a punto de nieve con el azúcar.

6. Vierta la masa de *quark* en un molde para el horno y póngalo al baño María aprox. 12-15 minutos en el horno precalentado a 180 °C .

7. Sirva el suflé de *quark* con la salsa de cacao o con una salsa a base de fruta.

* Quark: véase receta Crema de tofu.

Valor nutricional por ración:

Kcal	538
Proteínas	30,7 g
Hidratos de carbono	56,1 g
Fibra	2,5 g
Grasas	20,5 g
Ácidos grasos saturados	7,3 g
Ácidos grasos monoinsaturados	8 g
Ácidos grasos poliinsaturados	3,1 g
Colesterol	252 mg

Muy rico en:
tirosina

Rico en:
triptófano, ácido linolénico, vitamina B_{12}, niacina, lecitina, flavonoides

Schmarren* integral de manzana

1. Separe la yema de la clara

2. Prepare una masa con la leche desnatada, la harina integral, la yema de huevo, la sal, la ralladura de limón y el azúcar avainillado.

3. Bata la clara de huevo a punto de nieve.

4. Incorpore a la masa y añada la manzana cortada.

5. Fría la masa en una sartén antiadherente con margarina y remueva; retire pequeños trozos de masa de la sartén a medida que estén bien dorados.

6. Espolvoree con el azúcar en polvo y las nueces picadas y sirva inmediatamente.

**Ingredientes
para dos raciones:**

1 huevo

180 ml de leche desnatada

90 g de harina integral

sal, ralladura de limón

azúcar avainillado

*150 g de manzana pelada, cortada
en trozos pequeños*

20 g de margarina

azúcar en polvo

20 g de nueces picadas

* Postre de la cocina tradicional alemana y austríaca, descrito por primera vez en el siglo XVI como postre para la gente pobre; debido a su delicioso sabor posteriormente se incorpora a la alta cocina; a veces se traduce con el nombre de «revuelto de crepes alemanas». *(N. de la T.)*

Muy rico en:
ácido linolénico

Rico en:
tirosina, vitamina B$_1$, niacina, ácido fenólico, quercetina, lecitina

Valor nutricional por ración:

Kcal	411
Proteínas	13,8 g
Hidratos de carbono	45,7 g
Fibra	6,5 g
Grasas	19,4 g
Ácidos grasos saturados	3,9 g
Ácidos grasos monoinsaturados	6,2 g
Ácidos grasos poliinsaturados	7,3 g
Colesterol	120 mg

Índice